Berichte zur Lebensmittelsicherheit 2013

Berichte zur Lebensmittelsicherheit 2013

Bundesweiter Überwachungsplan 2013

Gemeinsamer Bericht des Bundes und der Länder

BVL-Reporte

IMPRESSUM

Bibliografische Information der Deutschen Bibliothek

Die Deutsche Nationalbibliothek verzeichnet diese Publikation in der Deutschen Nationalbibliografie; detaillierte bibliografische Daten sind im Internet über http://dnb.d-nb.de abrufbar.

ISBN 978-3-319-12208-3
ISBN 978-3-319-12209-0 (eBook)
DOI 10.1007/978-3-319-12209-0

Herausgeber: Bundesamt für Verbraucherschutz und Lebensmittelsicherheit (BVL)
Dienststelle Berlin
Mauerstraße 39–42
D-10117 Berlin

Schlussredaktion: Herr K. Bentlage (kb-lektorat), Frau Dr. S. Dombrowski (BVL, Pressestelle)

Koordination: Herr Dr. M. Frost (BVL, Ref. 103)

Redaktionsgruppe: Frau B. Bienzle (LAV-ALB), Herr Dr. H. Diepolder (ALTS),
Frau B. Ehrentreich (LAV-ALB), Herr Dr. A. Preuß (ALS),
Frau Dr. S. Stritzl-Bomke (LAV-AFFL)

Die Autoren der Berichte zu den einzelnen Programmen werden in den Kapiteln 4 bis 7
unter der betreffenden Programmübersicht genannt.

ViSdP: Frau N. Banspach (BVL, Pressestelle)
Umschlaggestaltung: deblik Berlin
Titelbild: © mertcan – Fotolia.com
Satz: le-tex publishing services GmbH

Gedruckt auf säurefreiem und chlorfrei gebleichtem Papier

Springer International Publishing AG Switzerland ist Teil der Fachverlagsgruppe Springer Science+Business Media (www.springer.com)

Inhaltsverzeichnis

Rechtliche Grundlagen

Die Allgemeine Verwaltungsvorschrift über Grundsätze zur Durchführung der amtlichen Überwachung der Einhaltung lebensmittelrechtlicher, weinrechtlicher, futtermittelrechtlicher und tabakrechtlicher Vorschriften (AVV Rahmen-Überwachung – AVV RÜb) vom 3. Juni 2008 regelt Grundsätze für die Zusammenarbeit der Behörden der Länder untereinander und mit dem Bund und soll zu einer einheitlichen Durchführung der lebensmittelrechtlichen und weinrechtlichen Vorschriften für die amtliche Kontrolle beitragen.

Je 1.000 Einwohner[1] und Jahr muss die Zahl amtlicher Proben nach § 9 der AVV RÜb bei Lebensmitteln grundsätzlich 5 entsprechend insgesamt ca. 400.000 Proben in Deutschland betragen. Bei Tabakerzeugnissen, kosmetischen Mitteln und Bedarfsgegenständen müssen insgesamt 0,5 Proben je 1.000 Einwohner bzw. insgesamt ca. 40.000 Proben untersucht werden. Ein Teil dieser Gesamtprobenzahl (0,15 bis 0,45 Proben je 1.000 Einwohner und Jahr, d. h. ca. 12.000 bis ca. 36.000 Proben) wird nach § 11 AVV RÜb bundesweit einheitlich im Rahmen des Bundesweiten Überwachungsplans (BÜp) und anderer koordinierter Programme untersucht.

---

[1] Um die Lesbarkeit des Berichts nicht einzuschränken, wird auf die gleichzeitige Verwendung männlicher und weiblicher Sprachformen verzichtet. Sämtliche Personenbezeichnungen gelten gleichermaßen für beiderlei Geschlecht.

Berichte zur Lebensmittelsicherheit 2013, DOI 10.1007/978-3-319-12209-0_1,
© Bundesamt für Verbraucherschutz und Lebensmittelsicherheit (BVL) 2015

Der Bundesweite Überwachungsplan (BÜp) ist ein für ein Jahr festgelegter Plan über die zwischen den Ländern abgestimmte Durchführung von amtlichen Kontrollen zur Überprüfung der Einhaltung der lebensmittelrechtlichen, weinrechtlichen und tabakrechtlichen Vorschriften. Er kann Programme zu Produkt- und Betriebskontrollen oder eine Kombination aus beidem enthalten. Im Gegensatz zum Monitoring nach § 50 – § 52 des Lebensmittel- und Futtermittelgesetzbuches (LFGB) ist der BÜp ein risikoorientiertes Überwachungsprogramm. Das heißt, dass die Auswahl der zu untersuchenden Proben und der zu kontrollierenden Betriebe gezielt auf Basis einer Risikoanalyse erfolgt. Im Rahmen des BÜp können Lebensmittel, Kosmetika, Bedarfsgegenstände und Tabakerzeugnisse untersucht werden. Die Untersuchungen von Erzeugnissen können dabei beispielsweise die folgenden Aspekte abdecken: chemische Parameter, mikrobiologische Parameter, die Anwendung bestimmter Herstellungsverfahren oder die Überprüfung von Kennzeichnungselementen. Betriebskontrollen werden vorrangig durchgeführt zur Prüfung der Einhaltung hygienerechtlicher Vorgaben, der Rückverfolgbarkeit, der Zusammensetzung oder Kennzeichnung der Produkte.

Ziel des BÜp ist es, bundesweite Aussagen über die Einhaltung lebensmittelrechtlicher, weinrechtlicher und tabakrechtlicher Vorschriften einschließlich des Täuschungsschutzes zu erhalten. Gerade bei neuen gesetzlichen Regelungen, wie beispielsweise neu eingeführten Höchstgehalten oder geänderten Kennzeichnungsvorschriften, sind bundesweite Aussagen zum Grad der Umsetzung bzw. zur Anzahl der Verstöße von Interesse. Außerdem werden die im BÜp erhobenen Daten regelmäßig zur Klärung von aktuellen Fragestellungen verwendet. So kann z. B. untersucht werden, ob und in welchem Ausmaß inakzeptable Kontaminationen in Produkten vorliegen, was ggf. zur Festlegung vorläufiger Höchstgehalte führen kann.

Die Länder, das Bundesministerium für Ernährung und Landwirtschaft (BMEL), das Bundesinstitut für Risikobewertung (BfR) sowie das Bundesamt für Verbraucherschutz und Lebensmittelsicherheit (BVL) können Vorschläge für BÜp-Programme einreichen. Die Entscheidung, welche dieser Programme tatsächlich durchgeführt werden sollen, wird von einer Expertengruppe getroffen, in der die oben genannten Institutionen vertreten sind.

Da aufgrund regionaler Unterschiede nicht alle Fragestellungen für alle Länder gleich relevant sind, entscheiden diese eigenständig, an welchen BÜp-Programmen sie sich mit wie vielen Proben bzw. Betriebskontrollen beteiligen. Eine Umsetzung der Programme erfolgt nur dann, wenn mindestens 2 Länder eine Beteiligung daran zusagen. Auf Basis der ausgewählten Programme erstellt das BVL den Bundesweiten Überwachungsplan.

Die im Rahmen des BÜp erhobenen Daten werden dem BVL übermittelt. Nach Überprüfung der Vollständigkeit der von den Ländern übermittelten Daten werden die Einzeldaten zu den einzelnen Programmen zusammengestellt. Nach einer ersten Plausibilitätsprüfung im BVL werden die zusammengestellten Einzeldaten den Programminitiatoren übermittelt, die ihrerseits eine weitere Plausibilitätsprüfung der Daten vornehmen. Gleichzeitig mit den Einzeldaten erhalten die Programminitiatoren einen Vorschlag für die tabellarische Darstellung der Auswertungen. Entsprechend der Rückmeldung des jeweiligen Programminitiators werden die Auswertungen der Daten in der Regel im BVL vorgenommen. Anhand der vom BVL übermittelten Auswertungen erstellen die Programminitiatoren einen Berichtsentwurf. Die dem BVL übermittelten Berichtsentwürfe werden mit den allgemeinen Kapiteln zu einem Gesamtberichtsentwurf zusammengeführt und der BÜp-Redaktionsgruppe übermittelt. Die in der Redaktionsgruppe abgestimmte Fassung wird anschließend den obersten Landesbehörden zur Zustimmung übermittelt. Nach der gemeinsamen öffentlichen Vorstellung des Endberichts durch das BVL und den LAV-Vorsitz steht dieser gemeinsame Bericht des Bundes und der Länder sowohl in gedruckter Form als auch elektronisch unter http://www.bvl.bund.de/buep allen Interessierten zur Verfügung.

Berichte zur Lebensmittelsicherheit 2013, DOI 10.1007/978-3-319-12209-0_2,
© Bundesamt für Verbraucherschutz und Lebensmittelsicherheit (BVL) 2015

Insgesamt wurden 16 Programme für den BÜp 2013 ausgewählt, an denen sich die Länder und die Bundeswehr mit ca. 4.900 Proben und ca. 6.000 Betriebskontrollen beteiligten (Tab. 3.1). Es wurden Probenahmen in den Bereichen Lebensmittel, Bedarfsgegenstände und Kosmetika sowie Betriebskontrollen durchgeführt. Tabelle 3.2 zeigt eine Übersicht der Beteiligung der Länder an den einzelnen Programmen.

Die Programme und deren Ergebnisse werden in Kapitel 4 detailliert dargestellt. Die Empfehlungen, die für die amtliche Kontrolle aus den Ergebnissen abgeleitet werden können, sind in Tabelle 3.1 in kurzer und prägnanter Form gelistet.

Tab. 3.1 Programme des Bundesweiten Überwachungsplans 2013 sowie Anzahl ausgewerteter Proben und Empfehlungen, die für die amtliche Kontrolle oder den Gesetzgeber aus diesen Programmen abgeleitet werden können

Nr.	Programm	Anzahl Proben	Anzahl Betriebskontrollen	Empfehlung
Untersuchung von Lebensmitteln auf Stoffe und die Anwendung von Verfahren				
1.1	Oxidativer Zustand von raffinierten, linolsäurereichen Speiseölen aus dem Einzelhandel	209	–	stichprobenartige, routinemäßige Kontrolle; ggf. Wiederaufgreifen in einem angepassten Programm
1.2	Nicht dioxinähnliche polychlorierte Biphenyle (ndl-PCB) in Eiern aus Freilandhaltung	152	–	stichprobenartige, routinemäßige Kontrolle
1.3	Überprüfung der Deklaration „Laktosefrei" in Fleischerzeugnissen und Wurstwaren	609	–	stichprobenartige, routinemäßige Kontrolle
1.4	Milchallergene in Schokoladen ohne deklarierten Zusatz von Milchbestandteilen	253	–	verstärkte Berücksichtigung in der amtlichen Kontrolle
1.5	Schwefeldioxid (Sulfite) in „Konfitüre extra/Gelee extra"	381	–	stichprobenartige, routinemäßige Kontrolle
1.6	*trans*-Fettsäuren in fetterhitzten Lebensmitteln und den zugehörigen Fetten	737	–	stichprobenartige, routinemäßige Kontrolle

Berichte zur Lebensmittelsicherheit 2013, DOI 10.1007/978-3-319-12209-0_3,
© Bundesamt für Verbraucherschutz und Lebensmittelsicherheit (BVL) 2015

Tab. 3.1 *Fortsetzung*

Nr.	Programm	Anzahl Proben	Anzahl Betriebskontrollen	Empfehlung
Untersuchung von Lebensmitteln auf Mikroorganismen				
2.1	Vorkommen von pathogenen *Yersinia enterocolitica* in Schweinehackfleisch ohne Erhitzungshinweis und Hackepeter	428	–	stichprobenartige, routinemäßige Kontrolle
2.3	Temperatureinhaltung und mikrobiologischer Status von vorverpackten Mischsalaten mit beigegebenen tierischen Lebensmitteln in Bäckereien oder Metzgereien oder Schnellrestaurants	353	–	stichprobenartige, routinemäßige Kontrolle
2.4	Mikrobiologisch-hygienische Beschaffenheit von rohen Garnelen	365	–	verstärkte Berücksichtigung in der amtlichen Kontrolle
2.5	Hygienestatus von Teilgerichten aus der Gastronomie	457	–	stichprobenartige, routinemäßige Kontrolle
Untersuchung von Bedarfsgegenständen und kosmetischen Mitteln				
3.2	Isothiazolone in kosmetischen Mitteln	817	–	stichprobenartige, routinemäßige Kontrolle; ggf. Wiederaufgreifen in einem angepassten Programm
Betriebskontrollen				
4.1	Einhaltung der Heißhaltetemperatur und Ausstattung von Essenausgabestellen	–	1.701	verstärkte Berücksichtigung in der amtlichen Kontrolle
4.2	Überwachung von Lieferserviceunternehmen	–	575	stichprobenartige, routinemäßige Kontrolle
4.3	Überprüfung der Einhaltung der Produkttemperatur von Räucherlachsprodukten in Kühleinrichtungen und der betrieblichen Temperaturmessverfahren	–	903	verstärkte Berücksichtigung in der amtlichen Kontrolle
4.4	Temperaturüberwachung in Transportfahrzeugen für kühlpflichtige Lebensmittel	–	1.450	verstärkte Berücksichtigung in der amtlichen Kontrolle
4.5	Überprüfung des Hygienemanagements der Herstellung und Verteilung von Speisen in Altenheimen	–	1.069	verstärkte Berücksichtigung in der amtlichen Kontrolle
	Gesamt	**4.761**	**5.698**	

Tab. 3.2 Beteiligung der Länder an den einzelnen Programmen des Bundesweiten Überwachungsplans 2013 (grau unterlegte Felder): BW: Baden-Württemberg, BY: Bayern, BE: Berlin, BB: Brandenburg, HB: Bremen, HH: Hamburg, HE: Hessen, MV: Mecklenburg-Vorpommern, NI: Niedersachsen, NW: Nordrhein-Westfalen, RP: Rheinland-Pfalz, SL: Saarland, SN: Sachsen, ST: Sachsen-Anhalt, SH: Schleswig-Holstein, TH: Thüringen, BMVg: Bundeswehr

Nr.	Programm	beteiligte Länder																
		BW	BY	BE	BB	HB	HH	HE	MV	NI	NW	RP	SL	SN	ST	SH	TH	BMVg
Untersuchung von Lebensmitteln auf Stoffe und die Anwendung von Verfahren																		
1.1	Oxidativer Zustand von raffinierten, linolsäurereichen Speiseölen aus dem Einzelhandel																	
1.2	Nicht dioxinähnliche polychlorierte Biphenyle (ndl-PCB) in Eiern aus Freilandhaltung																	
1.3	Überprüfung der Deklaration „Laktosefrei" in Fleischerzeugnissen und Wurstwaren																	
1.4	Milchallergene in Schokoladen ohne deklarierten Zusatz von Milchbestandteilen																	
1.5	Schwefeldioxid (Sulfite) in „Konfitüre extra"/„Gelee extra"																	
1.6	*trans*-Fettsäuren in fetterhitzten Lebensmitteln und den zugehörigen Fetten																	
Untersuchung von Lebensmitteln auf Mikroorganismen																		
2.1	Vorkommen von pathogenen *Yersinia enterocolitica* in Schweinehackfleisch ohne Erhitzungshinweis und Hackepeter																	
2.3	Temperatureinhaltung und mikrobiologischer Status von vorverpackten Mischsalaten mit beigegebenen tierischen Lebensmitteln in Bäckereien oder Metzgereien oder Schnellrestaurants																	
2.4	Mikrobiologisch-hygienische Beschaffenheit von rohen Garnelen																	
2.5	Hygienestatus von Teilgerichten aus der Gastronomie																	
Untersuchung von Bedarfsgegenständen und kosmetischen Mitteln																		
3.2	Isothiazolone in kosmetischen Mitteln																	
Betriebskontrollen																		
4.1	Einhaltung der Heißhaltetemperatur und Ausstattung von Essenausgabestellen																	
4.2	Überwachung von Lieferserviceunternehmen																	
4.3	Überprüfung der Einhaltung der Produkttemperatur von Räucherlachsprodukten in Kühleinrichtungen und der betrieblichen Temperaturmessverfahren																	
4.4	Temperaturüberwachung in Transportfahrzeugen für kühlpflichtige Lebensmittel																	
4.5	Überprüfung des Hygienemanagements der Herstellung und Verteilung von Speisen in Altenheimen																	

4.1 Oxidativer Zustand von raffinierten, linolsäurereichen Speiseölen aus dem Einzelhandel

Thomas Biederbick, LLBB, Berlin

4.1.1 Ausgangssituation

In der Neufassung der Leitsätze für Speisefette und Speiseöle vom 30. Mai 2011 wurde u. a. als Maß für den Oxidationszustand für alle raffinierten Speisefette und -öle eine Totox-Zahl von maximal 10 neu aufgenommen.

Sie wird aus der Anisidinzahl, die ein Maß für α-, β-ungesättigte Aldehyde als Endprodukte des oxidativen Fettabbaus ist, und der 2-fachen Peroxidzahl berechnet.

Bei Ausschöpfung des Maximalwerts für die Peroxidzahl (5 meq O_2/kg) müsste die Anisidinzahl den Wert 0 annehmen, um den Maximalwert der Totoxzahl nicht zu überschreiten.

Gemäß eigener Untersuchungen im 1. Halbjahr 2012 war insbesondere bei raffinierten, linolsäurereichen Speiseölen wie Sonnenblumenöl und Traubenkernöl dieser Wert häufig nicht eingehalten, sodass sie nicht der allgemeinen Verkehrsauffassung in der Bundesrepublik Deutschland entsprachen.

4.1.2 Ziel

Mit diesem Programm sollten raffinierte, linolsäurereiche Speiseöle, wie Sonnenblumenöl oder Traubenkernöl, auf die Kennzahlen Peroxidzahl, Anisidinzahl, Totoxzahl und den Linolsäuregehalt untersucht werden, um den Oxidationszustand im Verkehr befindlicher o. g. Speiseöle zu erheben und mit der allgemeinen Verkehrsauffassung zu vergleichen.

Ziel des Programms war darüber hinaus eine umfassende Datenermittlung, um für bestimmte Speiseöle ggf. modifizierte spezifische Maximalwerte festlegen zu können. Zum Vergleich sollten auch Daten zur Sensorik erhoben werden.

4.1.3 Ergebnisse

An diesem Programm beteiligten sich 7 Länder mit insgesamt 209 Proben, davon waren 136 Proben Sonnenblumenöle, 49 Traubenkernöle, 16 Maiskeimöle und 8 Sojaöle (Tab. 4.1.1). Alle Proben wiesen hohe Linolsäuregehalte auf. Lediglich bei 3 der Proben (1,4 %) wurden nach dem Ergebnis der sensorischen Untersuchung deutliche Abweichungen von der Verkehrsauffassung festgestellt. Es handelte sich dabei um ein Sonnenblumenöl mit der Herkunft Türkei, ein Sonnenblumenöl ohne Mitteilung der Herkunft und ein Traubenkernöl aus Deutschland.

119 der 136 Sonnenblumenöle (87,5 %) wiesen eine Peroxidzahl von < 5 meq O_2/kg auf, bei Soja- und Maiskeimölen betrug die Quote ebenfalls 87,5 %. Lediglich bei den Traubenkernölen fiel diese mit 61 % deutlich niedriger aus. Das Sonnenblumenöl mit dem Maximalwert 25 meq O_2/kg war bereits sensorisch derartig verändert, dass es als nicht zum Verzehr geeignet beurteilt wurde. Das 90. Perzentil betrug bei der Gruppe der Sonnenblumenöle 5,3 meq O_2/kg, bei Traubenkernölen 7,6 meq O_2/kg und bei Maiskeimölen 4,7 meq O_2/kg. Der überwiegende Anteil der Proben entsprach also der allgemeinen Verkehrsauffassung, wie sie bis zum Jahr 2011 aus den Leitsätzen für Speisefette und Speiseöle hergeleitet werden konnte.

Der Mittelwert für die Anisidinzahl betrug bei den untersuchten Sonnenblumenölen 6,8 (Median 4,8; Maximalwert 59,9) und bei den Traubenkernölen 10,0 (Median 10,6; Maximalwert 16,1); die Anisidinzahlen bei Soja- und Maiskeimölen waren dahingegen unauffällig, wenn auch deutlich größer als 0.

Insbesondere bei den Sonnenblumen- und Traubenkernölen liegen die Totoxzahlen überwiegend über dem in den Leitsätzen genannten Maximalwert von 10. Bei

Berichte zur Lebensmittelsicherheit 2013, DOI 10.1007/978-3-319-12209-0_4,
© Bundesamt für Verbraucherschutz und Lebensmittelsicherheit (BVL) 2015

Tab. 4.1.1 Oxidativer Zustand von raffinierten, linolsäurereichen Speiseölen

Parameter		Art des Speiseöls (raffiniert)			
		Sonnenblumenöl	Sojaöl	Traubenkernöl	Maiskeimöl
Anzahl untersuchter Proben		136	8	49	16
Sensorik	Anzahl auffälliger Proben	3	–	2	–
	Anzahl unauffälliger Proben	108	7	38	10
	Anzahl Proben k. A.	25	1	9	6
Anteil Linolsäure im Speiseöl (%)	Mittelwert	58,4	48,3	65,1	51,8
	Median	58,6	50,4	66,0	52,7
	90. Perzentil	65,1	–	72,7	54,1
	Max	66,2	53,6	74,6	55,0
Peroxidzahl (1/8 mmol O_2/kg)	Mittelwert	3,7	3,1	5,3	2,7
	Median	3,3	3,2	4,2	2,7
	90. Perzentil	5,3	–[a]	7,6	4,7
	Max	25,4	3,6	32,2	5,2
Anzahl Proben mit Peroxidzahl	≤ 5	119	7	30	14
	> 5	16	–	19	2
Anisidinzahl (dimensionslos)	Mittelwert	6,8	2,2	10,0	4,5
	Median	4,8	2,3	10,6	2,7
	90. Perzentil	12,5	–	14,6	11,0
	Max	59,9	2,5	16,1	12,1
Anzahl Proben mit einer Totoxzahl[b]	≤ 10	43	7	1	11
	> 10	92	1	48	5

[a] Datenlage zu gering zur Ermittlung des 90. Perzentils
[b] Totoxzahl: berechnet als 2 x Peroxidzahl + Anisidinzahl

Sonnenblumenölen waren dies 92 von 136 Proben entsprechend 67,6 %, bei den Traubenkernölen lag die Quote sogar bei nahezu 100 %. Bei Soja- und Maiskeimölen war das Ergebnis weniger abweichend (12,5 bzw. 31 %).

Nimmt man das 90. Perzentil der beiden Parameter Peroxidzahl und Anisidinzahl als Basis zur Berechnung der Totoxzahl, wären folgende Totoxzahlen als Maximalwert noch tolerabel:

- Sonnenblumenöl: 23
- Sojaöl: < 10 (geringe Datenlage, nur 8 Proben in der Auswertung!)
- Traubenkernöl: 30
- Maiskeimöl: 20.

4.1.4 Schlussfolgerungen

Bei der Lebensmittelbuchkommission sollte eine Anpassung der Leitsätze in Bezug auf linolsäurereiche Speiseöle anhand der vorliegenden Daten beantragt werden. Das Programm sollte zu einem späteren Zeitpunkt wiederholt werden, nachdem die Beurteilungsgrundlagen angepasst wurden.

4.1.5 Literatur

Leitsätze für Speisefette und Speiseöle i. d. F. der Bekanntmachung vom 3.11.2011, BAnz Nr. 181, S. 4256

4.2 Nicht dioxinähnliche polychlorierte Biphenyle (ndl-PCB) in Eiern aus Freilandhaltung

Dr. Jürgen Pfordt, LAVES, Oldenburg

4.2.1 Ausgangssituation

Der analytische Aufwand für den Nachweis von Dioxinen (PCDD/PCDF) und dioxinähnlichen polychlorierten Biphenylen (dl-PCB) erlaubt keine flächendeckende Untersuchung von Lebensmitteln auf diese Substanzen. Durch die Beschränkung des Programms auf nicht dioxinähnliche polychlorierte Biphenyle (ndl-PCB) ist es möglich, eine höhere Probenzahl zu untersuchen und somit einen Überblick über die Belastung zu erhalten, insbesondere vor dem Hintergrund, das für ndl-PCB in Lebensmit-

Tab. 4.2.1 Belastung von Hühnereiern aus Freilandhaltung mit nicht dioxinähnlichen PCB

Parameter	Anzahl untersuchter Proben	Gehalt (ng/g Fett)		Anzahl Proben > HG[a] (%)
		Min	Max	
PCB 28	152	0,06	2,0	–
PCB 52	152	0,02	2,0	–
PCB 101	152	0,02	13,9	–
PCB 138	152	0,04	46,7	–
PCB 153	152	0,06	41,8	–
PCB 180	152	0,03	31,5	–
Summe der Indikator-PCB[b]	**152**	**0,28**	**117,0**	**1,3**

[a] Höchstgehalt für die Summe der Indikator-PCB in Hühnereiern gemäß Verordnung (EU) Nr. 1259/2011: 40 ng/g Fett (keine Höchstgehaltsregelungen für die einzelnen ndl-PCB-Kongenere)
[b] Summe aus PCB 28, PCB 52, PCB 101, PCB 138, PCB 153 und PCB 180 (upperbound)

teln Höchstgehalte festgelegt wurden (Verordnung (EU) Nr. 1259/2011) und dass Höchstgehaltsüberschreitungen für ndl-PCB auch bei unauffälligen Dioxin- und dl-PCB-Gehalten beobachtet wurden.

4.2.2 Ziel

Mit diesem Programm sollte eine Statuserhebung der Belastung von Hühnereiern aus Freilandhaltung mit nicht dioxinähnlichen PCB (ndl-PCB) erfolgen. Damit sollte der Grad der Einhaltung der Höchstgehalte erhoben und so auch festgestellt werden, ob weiterer Handlungsbedarf besteht.

4.2.3 Ergebnisse

An diesem Programm beteiligten sich 11 Länder. Dabei wurden insgesamt 228 Proben untersucht. 152 Proben stammten aus Freilandhaltung (konventionelle oder ökologische Erzeugung), die restlichen Eier kamen entweder aus anderen Haltungsformen (Stall-, Bodenhaltung) oder enthielten keine Angaben zur Haltungsform. Für die Auswertung wurden nur die 152 Proben aus Freilandhaltung berücksichtigt (Tab. 4.2.1).

In diesen Proben wurden die 6 PCB-Kongenere PCB 28, PCB 52, PCB 101, PCB 138, PCB 153 und PCB 180 (als Indikator-PCB oder auch als ICES-6 bezeichnet) bestimmt. Die Höchstgehaltsregelungen beziehen sich auf die Summe dieser 6 Indikator-PCB, wobei das „upperbound"-Kriterium gilt, d. h., alle Untersuchungsergebnisse unterhalb der Bestimmungsgrenze werden mit dem Wert der Bestimmungsgrenze eingerechnet.

Als erschwerend bei der Auswertung erwies sich der Umstand, dass die beteiligten Laboratorien sehr unterschiedliche Bestimmungsgrenzen angegeben hatten – zwischen der niedrigsten und der höchsten Bestimmungsgrenze lag ein Faktor von 500. Die Ergebnisse sind dadurch nur bedingt vergleichbar. In Tabelle 4.2.1 wird daher auf eine Angabe der Mittel- und Medianwerte sowie der 90. Perzentile verzichtet. Im Folgenden werden nur die Daten für die Summe der 6 Indikator-PCB (upperbound) betrachtet, für die die Höchstgehaltsregelungen gelten.

Die Werte für die Summe der Indikator-PCB in Hühnereiern aus Freilandhaltung lagen im Bereich von 0,28 ng/g und 117 ng/g Fett. Der Median lag bei 3,0 ng/g Fett und der Mittelwert berechnete sich unter „upperbound"-Kriterien zu 6,51 ng/g Fett. Der in Verordnung (EU) Nr. 1259/2011 festgelegte Höchstgehalt für Hühnereier beträgt 40 ng/g Fett. In 148 der untersuchten Proben wurde dieser Höchstgehalt deutlich unterschritten (0,28 ng/g Fett bis 21,0 ng/g Fett).

2 Eierproben lagen mit Gehalten von 49,1 ng/g Fett und 55,2 ng/g Fett knapp über dem Höchstgehalt. Bei diesen kann aufgrund der Vorgaben der Verordnung (EU) Nr. 252/2012 nicht zweifelsfrei davon ausgegangen werden, dass der Höchstgehalt auch unter Berücksichtigung der Messunsicherheit überschritten wurde. Eine gesicherte Überschreitung kann dagegen bei 2 Proben angenommen werden, die Gehalte von 93,2 ng/g und 116,98 ng/g Fett aufwiesen. In Tabelle 4.2.1 sind in der Spalte „Anzahl Proben > HG (%)" nur diese beiden gesicherten Überschreitungen des Höchstgehalts berücksichtigt.

4.2.4 Schlussfolgerungen

Die Ergebnisse dieses Programms zeigen, dass eine stichprobenartige Kontrolle im Rahmen der Routineüberwachung ausreichend ist.

4.2.5 Literatur

Verordnung (EU) Nr. 1259/2011 der Kommission vom 2. Dezember 2011 zur Änderung der Verordnung (EG) Nr. 1881/2006 hinsichtlich der Höchstgehalte für Dioxine, dioxinähnliche PCB und nicht dioxinähnliche PCB in Lebensmitteln; Amtsblatt der Europäischen Union L 320 vom 3.12.2011, S. 18–23

Verordnung (EU) Nr. 252/2012 der Kommission vom 21. März 2012 zur Festlegung der Probenahmeverfahren und Analysenmethoden für die amtliche Kontrolle der Gehalte an Dioxinen, dioxinähnlichen PCB und nicht dioxinähnliche PCB in bestimmten Lebensmitteln sowie zur Aufhebung der Verordnung (EG) Nr. 1883/2006; Amtsblatt der Europäischen Union L 84 vom 23.3.2012, S. 1–22

4.3 Überprüfung der Deklaration „Laktosefrei" in Fleischerzeugnissen und Wurstwaren

Dr. Regina Seideneck, CVUA-OWL, Detmold

4.3.1 Ausgangssituation

Fleischerzeugnisse und Wurstwaren in Fertigpackungen werden in den letzten Jahren vermehrt unter der Deklaration „Laktosefrei" in den Verkehr gebracht. Lebensmittel dürfen aber nur dann als laktosefrei bezeichnet werden, wenn ihr Gehalt an Laktose und/oder Laktoseabbauprodukten (hier Galaktose) weniger als 10 mg Laktose auf 100 g bzw. 100 ml verzehrfertiges Lebensmittel beträgt.

4.3.2 Ziel

Mit diesem Programm sollte überprüft werden, inwieweit die Deklaration „Laktosefrei" den Rechtsvorschriften entsprechend verwendet wird.

4.3.3 Ergebnisse

An diesem Programm beteiligten sich 12 Länder und die Bundeswehr mit insgesamt 609 Proben aus den Warengruppen Fleischerzeugnisse warmblütiger Tiere und Wurstwaren.

Die Ergebnisse zeigen, dass lediglich in 7 Proben (1,1 %) Laktosegehalte > 10 mg/100 g nachgewiesen wurden. Nur 3 Proben „Salami" mit Laktosegehalten zwischen 21 und 44 mg/100 g wurden hinsichtlich einer irreführenden Deklaration beanstandet. Die anderen Proben mit erhöhten Laktosegehalten (Schinkenspeck, Leberwurst, Hähnchenwurst und Fleischkäse) wurden nicht beanstandet.

4.3.4 Schlussfolgerungen

Die Ergebnisse dieses Programms zeigen, dass eine stichprobenartige Kontrolle im Rahmen der Routineüberwachung ausreichend ist.

4.3.5 Literatur

Anonymus (2005): Positionspapier der Lebensmittelchemischen Gesellschaft zu den Angaben „laktosefrei" und „laktosearm" erarbeitet durch die Arbeitsgruppe „Fragen der Ernährung". Lebensmittelchemie 59, S. 45

4.4 Milchallergene in Schokoladen ohne deklarierten Zusatz von Milchbestandteilen

Dr. Anne Helbig, Dr. Matthias Frost, BVL, Berlin

4.4.1 Ausgangssituation

Im Handel werden heutzutage überwiegend Schokoladen angeboten, die mit dem Hinweis versehen sind „Kann Spuren von [Allergenname] enthalten". Bisherige Untersuchungen solcher Schokoladen auf Milcheiweiß zeigten sehr unterschiedliche Ergebnisse. Die ermittelten Gehalte streuten von < 20 mg/kg bis > 2.000 mg/kg Casein. Die Datengrundlage war jedoch schwach, sodass dieses BÜp-Programm initiiert wurde.

In der Schweiz gilt seit 2008 die Verordnung über die Kennzeichnung und Anpreisung von Lebensmitteln (LKV), in der festgelegt ist, dass Allergene, und so auch Milch, ab einem Gehalt von 1.000 mg/kg deklariert werden müssen. Niedrigere Gehalte müssen nicht deklariert, können aber mit dem Hinweis „Kann … enthalten" gekennzeichnet werden (Verordnung des Eidgenössischen Departements des Inneren über die Kennzeichnung und Anpreisung von Lebensmitteln).

Das in Australien entwickelte Modell VITAL sieht vor, dass Produkte mit Allergengehalten < 5 mg/kg nicht zu kennzeichnen ist, während Produkte mit Gehalten zwischen 5 und 50 mg/kg mit dem Hinweis „Kann Spuren von … enthalten" kenntlich gemacht werden sollen. Gehalte > 50 mg/kg sollen diesem Vorschlag zufolge als Zutat angegeben werden (EU-Vital; Allergen Bureau).

Aufgrund der Gesundheitsrelevanz allergener Bestandteile ist im Rahmen einer Gefahrenanalyse gemäß Art. 5 Abs. 2 der Verordnung (EG) Nr. 852/2004 ein HACCP-Konzept gefordert, das eine Kontamination mit allergenen Bestandteilen vermeidet.

Tab. 4.4.1   Gehalt an Milchprotein in Schokoladen

Anzahl untersuchter Proben	Anzahl Proben mit quantifiziertem Milchproteingehalt	Milchproteingehalt (mg/kg)[a]				
		Min	Median	Mittelwert	90. Perzentil	Max
253	220	1,0	402	924	1.740	14.000

[a] Für die Berechnung von Median, Mittelwert und 90. Perzentil wurden nur die Proben berücksichtigt, in denen Milchprotein in quantifizierbaren Mengen ermittelt wurde.

Tab. 4.4.2   Gehalt an Milchprotein in Schokoladen

Anzahl untersuchter Proben	Anzahl Proben mit einem Milchproteingehalt von			
	< 10 mg/kg	≥ 10 und < 100 mg/kg	≥ 100 und < 1.000 mg/kg	≥ 1.000 mg/kg
253	43 (18 %)	32 (14 %)	111 (47 %)	49 (21 %)

4.4.2   Ziel

Mit diesem Programm sollte ein Überblick über die Höhe des Gehalts an reinem Milchprotein in Schokolade geschaffen werden. Hintergrund ist die Frage, ab welchem Milchproteingehalt die Kennzeichnung „Kann Spuren von Milcheiweiß enthalten" für Schokoladen nicht mehr akzeptabel ist, sondern Milcherzeugnisse als Zutat deklariert werden müssen.

4.4.3   Ergebnisse

An diesem Programm beteiligten sich 10 Länder mit insgesamt 253 Proben. Ein Schwerpunkt der Untersuchungen sollte auf bittere Schokoladen gelegt werden. Bei der Datenauswertung konnte jedoch nicht zwischen bitteren und anderen Schokoladen unterschieden werden. Eine entsprechende Kodierung und Benennung der Schokoladen ist im System für die Datenübermittlung (gem. AVV DatA) nicht möglich.

Untersuchungsergebnisse von Milchschokoladen wurden in der Auswertung nicht berücksichtigt, da in ihnen ein hoher Gehalt an Milchbestandteilen nicht nur vom Verbraucher erwartet wird, sondern auch vom Gesetzgeber vorgeschrieben ist.

Die Tabellen 4.4.1 und 4.4.2 zeigen, dass die Gehalte an Milchprotein in den untersuchten Schokoladen in einem weiten Bereich schwanken (1,0 mg/kg – 14.000 mg/kg).

Für die Untersuchungen wurden 3 verschiedene Testkits verwendet:

- 143 Proben wurden mit dem NEOGEN Veratox® Tota Milk Allergen Test,
- 51 Proben mit R-Biopharm RIDASCREEN® FAST Casein,
- 26 mit R-Biopharm RIDASCREEN® FAST Milk untersucht, und

- bei 33 wurde keine Angabe über das Testverfahren gemacht.

Der Testkit NEOGEN Veratox® scheint im Durchschnitt die höchsten, R-Biopharm RIDASCREEN® FAST Casein die niedrigsten Werte zu liefern. Zumindest deuten die statistischen Kennzahlen dies an, wenn man sie getrennt für die jeweiligen Proben berechnet. Ein direkter Vergleich der Testkits wurde jedoch nicht durchgeführt.

4.4.4   Schlussfolgerungen

Die Ergebnisse dieses Programms zeigen, dass das hier behandelte Thema im Rahmen der amtlichen Kontrolle verstärkt berücksichtigt werden sollte. Mit den umfangreichen Daten kann in den entsprechenden Gremien die Frage diskutiert werden, ob ein maximaler Gehalt an Allergenen in Schokolade festgelegt werden soll, ab dem diese nicht mehr als „Spuren" deklariert werden dürfen.

Angesichts des auffällig hohen Anteils von Proben mit einem Gehalt über 100 mg/kg Milchprotein (68 %) sollte insbesondere mithilfe von Betriebskontrollen geklärt werden, welche Gehalte als technisch unvermeidbare Kontamination anzusehen sind.

4.4.5   Literatur

Verordnung des Eidgenössischen Departements des Inneren über die Kennzeichnung und Anpreisung von Lebensmitteln (LKV) vom 23. November 2005: http://www.admin.ch/opc/de/classified-compilation/20050161/201403250000/817.022.21.pdf

BMELV-Konferenz (2008): Schwellenwerte zur Allergenkennzeichnung von Lebensmitteln; Expertengespräch im Rahmen der BMELV-Konferenz 2008 „Allergien: Bessere Information, höhere Lebensqualität" am 15. Oktober 2008 in Berlin, S. 37ff: http://www.bfr.bund.de/cm/350/schwellenwerte_zur_allergenkennzeichnung_von_lebensmitteln_tagungsband.pdf

EU-Vital: http://www.eu-vital.org/de/konzept.html

Allergen Bureau: http://allergenbureau.net/vital

4.5 Schwefeldioxid (Sulfite) in „Konfitüre extra"/ „Gelee extra"

Rüdiger Michels, CVUA-OWL, Detmold

4.5.1 Ausgangssituation

Die Verwendung der Zusatzstoffe E220 – E228 (Schwefeldioxid und Sulfite) war nach der deutschen Zusatzstoff-Zulassungsverordnung (ZZulV) für „Konfitüre extra" und „Gelee extra" nicht erlaubt. Anders verhielt es sich bei Konfitüren, Gelees und Marmeladen (früher einfach), hier betrug die Höchstmenge 50 mg/kg und bei Verwendung geschwefelter Früchte in bestimmten ausländischen Produkten wie jams oder jellies 100 mg/kg.

Die heute gültige Europäische Verordnung (EG) 1333/2008 nennt die gleichen Höchstmengen. Der Zusatz von Schwefeldioxid ist für „Konfitüre extra" und „Gelee extra" nicht erlaubt, während bei Konfitüren, Gelees, Marmeladen und Maronenkrem bis zu 50 mg Schwefeldioxid je kg zugesetzt werden darf. Wenn jedoch geschwefelte Früchte als Ausgangsmaterial für die beiden Produktkategorien verwendet werden, ist die Höchstmenge an Schwefeldioxid auf 100 mg Schwefeldioxid je kg Endprodukt festgelegt. Gehalte < 10 mg/kg gelten als nicht vorhanden.

In der deutschen Konfitürenverordnung ist unter Abschnitt II (Behandlung der Ausgangserzeugnisse) eine Schwefelung der Früchte nicht vorgesehen.

Nach Anlage 3 der Lebensmittel-Kennzeichnungsverordnung (LMKV) bzw. Anhang II der zukünftig geltenden Verordnung (EU) Nr. 1169/2011 gehören Schwefeldioxid und Sulfite zu den Zutaten, die ab 10 mg/kg Allergien oder Unverträglichkeitsreaktionen auslösen können und daher als Zutaten besonders gekennzeichnet werden müssen.

4.5.2 Ziel

Mit diesem Programm sollte die Verwendung von Schwefeldioxid und Sulfiten und deren Auftreten in „Konfitüre extra" und „Gelee extra" untersucht werden. Es wurden Produkte aus Deutschland, der EU und Nicht-EU-Ländern geprüft. Ermittelte Gehalte wurden als Schwefeldioxid berechnet.

4.5.3 Ergebnisse

An diesem Programm beteiligten sich 13 Länder und die Bundeswehr mit insgesamt 381 Proben. In 84 % der Proben wurde kein Schwefeldioxid nachgewiesen (Tab. 4.5.1

Tab. 4.5.1 Gehalte an SO_2 in „Konfitüren extra" und „Gelees extra"

Matrix	Anzahl untersuchter Proben	Anzahl Proben mit quantifizierten Gehalten	SO_2-Gehalt in mg/kg		
			Min	Mittelwert	Max
Beerenobstkonfitüren extra	167	23	0,6	6,0	16,6
Steinobstkonfitüren extra	93	17	0,7	6,0	43,0
andere Konfitüren extra	62	18	0,5	4,0	16,0
Beerenobstgelees extra	31	3	5,0	5,7	7,0
Kernobstgelees extra	28	0	–	–	–
Gesamt	381	61	0,5	5,4	43,0

Tab. 4.5.2 Verteilung der ermittelten SO_2-Gehalte in „Konfitüren extra" und „Gelees extra"

Matrix	Anzahl untersuchter Proben mit quantifizierten Gehalten	Verteilung der ermittelten SO_2-Gehalte			
		< 5 mg/kg	5 – 10 mg/kg	10 – 15 mg/kg	> 15 mg/kg
Beerenobstkonfitüren extra	23	13	4	4	2
Steinobstkonfitüren extra	17	11	5	–	1
andere Konfitüren extra	18	13	3	2	–
Beerenobstgelees extra	3	–	3	–	–
Kernobstgelees extra	–	–	–	–	–
Gesamt	61	37	15	6	3

und 4.5.2). In 61 Proben (16 %) war Schwefeldioxid in freier und gebundener Form feststellbar. Davon wiesen 52 Proben (85 %) Gehalte auf, die unter dem rechtlich relevanten Grenzwert von 10 mg/kg lagen. Auffällig waren 6 Proben, in denen Gehalte zwischen 10 und 15 mg/kg ermittelt wurden. Eine eindeutige Überschreitung des Grenzwertes war aber unter Berücksichtigung der Messunsicherheit nicht gegeben.

Lediglich bei 3 Proben (0,8 % aller Proben) mit Gehalten > 15 mg/kg kann von einem direkten oder indirekten Zusatz ausgegangen werden. Der Höchstwert von 43 mg/kg wurde in einer „Aprikosenkonfitüre extra" aus einem Nicht-EU-Land festgestellt, sodass hier vermutlich eine Verwendung geschwefelter Früchte vorlag.

4.5.4   Schlussfolgerungen

Die Ergebnisse dieses Programms zeigen, dass eine stichprobenartige Kontrolle im Rahmen der Routineüberwachung ausreichend ist.

4.6   *trans*-Fettsäuren in fetterhitzten Lebensmitteln und den zugehörigen Fetten

Klara Jirzik, BVL, Berlin

4.6.1   Ausgangssituation

trans-Fettsäuren sind ungesättigte Fettsäuren mit mindestens einer Doppelbindung in der *trans*-Konfiguration. Sie entstehen v. a. durch industrielles Teilhärten von Fetten mit einem hohen Gehalt an mehrfach ungesättigten Fettsäuren. Durch das Härten werden diesen Fetten besondere technische Eigenschaften verliehen, die für den jeweiligen Einsatz im Lebensmittel notwendig sind, wie beispielsweise bei der Herstellung von fetthaltigen Backwaren oder frittierten Lebensmitteln. *trans*-Fettsäuren können daher in Frittierfetten bzw. -ölen und damit in fetterhitzten Backwaren oder frittierten Erzeugnissen auftreten. Da ein hoher Verzehr an *trans*-Fettsäuren das Risiko für Herz-Kreislauf-Krankheiten erhöht, empfiehlt die Deutsche Gesellschaft für Ernährung (DGE) maximal 1 % der täglichen Nahrungsenergie durch *trans*-Fettsäuren aufzunehmen. Das Bundesinstitut für Risikobewertung (BfR) hat festgestellt, dass die Aufnahme von *trans*-Fettsäuren in Deutschland zwar im Durchschnitt unterhalb dieses Wertes liegt, dennoch verzehrt ein nennenswerter Anteil vor allem junger Menschen mehr *trans*-Fettsäuren als empfohlen. Im Jahre 2012 wurden daher im Rahmen einer gemeinsamen

Initiative des BMEL und der deutschen Lebensmittelwirtschaft mit wissenschaftlicher Unterstützung der Bundesforschungsanstalt für Ernährung und Lebensmittel (Max Rubner-Institut) Leitlinien entwickelt, die die Lebensmittelhersteller bei der Reduktion von *trans*-Fettsäuren in Lebensmitteln unterstützen sollen. Soweit unter Berücksichtigung der technologischen Möglichkeiten machbar und in vernünftiger Weise erreichbar, wird eine Reduktion der *trans*-Fettsäuren-Gehalte in Frittierölen und -fetten auf ca. 2 % als Zielgröße bezogen auf das Gesamtfett angestrebt.

4.6.2   Ziel

Um die Umsetzung bzw. Wirksamkeit der Leitlinien zur Reduzierung von *trans*-Fettsäuren bei der Herstellung von fetterhitzten Lebensmitteln beurteilen zu können, ist die Erhebung weiterer Untersuchungsdaten zum *trans*-Fettsäuren-Gehalt in Frittierfetten sowie in frittierten Lebensmitteln erforderlich. Im Rahmen dieses Programms sollte daher der Gehalt an *trans*-Fettsäuren in gebrauchten Frittierfetten bzw. -ölen bestimmt werden. Gleichzeitig sollten die in den jeweiligen Frittierfetten erhitzen Lebensmittel (insbesondere Pommes Frites und frittierte Hefegebäcke wie Berliner und Donut) auf ihren Gehalt an *trans*-Fettsäuren untersucht werden. Ziel des Programms ist es auch, einen Vergleich der Herstellungsarten in Handwerk und Industrie hinsichtlich unterschiedlicher *trans*-Fettsäuren-Gehalte vorzunehmen. Die Proben wurden daher sowohl in handwerklichen Betrieben (u. a. Bäckereien bzw. Konditoreien, Speisegaststätten und Imbissbetriebe) als auch in industriellen Großbetrieben (u. a. Brotfabriken/Großbäckereien, Großküchen, industrielle Speisenproduktion bzw. Catering) entnommen.

4.6.3   Ergebnisse

An diesem Programm beteiligten sich 11 Länder mit insgesamt 737 Proben. Die Untersuchungsergebnisse zu den Gehalten an *trans*-Fettsäuren in Frittierfetten und den zugehörigen frittierten Lebensmitteln sind in den Tabellen 4.6.1 und 4.6.2 dargestellt. Bei den frittierten Lebensmitteln wurde jeweils das verzehrfertige Erzeugnis analysiert. Neben dem Gesamtgehalt an *trans*-Fettsäuren wurden auf freiwilliger Basis auch einzelne *trans*-Fettsäuren wie der Gehalt an Elaidinsäure (Octadecensäure, C18:1 *trans*-9), Palmitelaidinsäure (Hexadecensäure, C16:1 *trans*-9) und Vaccensäure (Octadecensäure, C18:1 *trans*-11) bestimmt. Da es bei diesem Programm vorrangig um die Beurteilung der Gesamt-Belastung mit *trans*-Fettsäuren geht, wird bei der statistischen Aus-

Tab. 4.6.1   Anzahl untersuchter Proben und quantitativer Nachweis von *trans*-Fettsäuren. (Gegenübergestellt und durch / getrennt sind jeweils die Werte für die Frittierfette und die für die zugehörigen <u>frittierten Backwaren</u>.)

| Parameter | Anzahl untersuchter Proben | Anzahl Proben mit quantifizierbaren Gehalten | Gehalt [g/100 g][a,b] | | | | | | Max[b] |
			Min	25. Perzentil	Mittelwert	Median	75. Perzentil	90. Perzentil	
trans-Fettsäuren Summe	87 / 87	86 / 87	0,10 / 0,18	0,39 / 0,54	14,5 / 10,2	2,0 / 2,2	32,1 / 22,6	36,5 / 25,7	58,6 / 31,3
C 18-1 *trans*-Isomere Summe	82 / 82	74 / 80	0,10 / 0,09	0,25 / 0,26	16,0 / 10,4	11,7 / 4,19	33,4 / 22,0	36,3 / 23,9	58,6 / 30,2
C 18-2 *trans*-Isomere Summe	82 / 82	67 / 63	0,06 / 0,06	0,15 / 0,14	0,5 / 0,36	0,21 / 0,22	0,34 / 0,33	0,66 / 0,52	5,93 / 2,91
C 18-3 *trans*-Isomere Summe	82 / 82	31 / 41	0,02 / 0,02	0,10 / 0,075	0,25 / 0,18	0,2 / 0,15	0,34 / 0,23	0,49 / 0,4	0,80 / 0,50
Elaidinsäure Octadecensäure C18:1 *trans*-9	56 / 56	43 / 50	0,07 / 0,09	0,22 / 0,25	14,1 / 9,30	11,9 / 1,43	30,3 / 21,7	32,4 / 25,1	35,9 / 31,1
Palmitelaidinsäure Hexadecensäure C16:1 *trans*-9	65 / 65	1 / 23	0,31 / 0,05	0,31 / 0,06	0,31 / 0,10	0,31 / 0,08	0,31 / 0,11	0,31 / 0,15	0,31 / 0,35
Vaccensäure Octadecensäure C18:1 *trans*-11	36 / 36	10 / 11	0,40 / 0,11	2,36 / 0,35	8,27 / 4,39	9,74 / 5,91	12,3 / 8,14	13,3 / 10,3	13,4 / 10,8
Linolelaidinsäure C18:2 (*trans*-9, *trans*-12)	58 / 58	24 / 29	0,02 / 0,02	0,10 / 0,04	0,24 / 0,14	0,18 / 0,12	0,23 / 0,18	0,80 / 0,22	0,90 / 0,64

[a] *trans*-Fettsäure-Gehalt: g/100 g Fett
[b] Die statistischen Kennwerte beziehen sich auf die quantifizierten Gehalte.

Tab. 4.6.2   Anzahl untersuchter Proben und quantitativer Nachweis von *trans*-Fettsäuren (Gegenübergestellt und durch / getrennt sind jeweils die Werte für die Frittierfette bzw. -öle und die für die zugehörigen <u>Pommes Frites</u>.)

| Parameter | Anzahl untersuchter Proben | Anzahl Proben mit quantifizierbaren Gehalten | Gehalt [g/100 g][a,b] | | | | | | Max[a] |
			Min	25. Perzentil	Mittelwert	Median	75. Perzentil	90. Perzentil	
trans-Fettsäuren Summe	117 / 117	114 / 114	0,10 / 0,10	0,20 / 0,28	1,14 / 1,10	0,40 / 0,41	0,61 / 0,60	1,25 / 1,28	22,2 / 19,9
C 18-1 *trans*-Isomere Summe	132 / 132	97 / 105	0,06 / 0,07	0,20 / 0,19	1,05 / 0,95	0,20 / 0,22	0,34 / 0,33	0,64 / 0,50	20,1 / 18,0
C 18-2 *trans*-Isomere Summe	132 / 132	76 / 71	0,09 / 0,08	0,17 / 0,20	0,30 / 0,30	0,24 / 0,27	0,38 / 0,33	0,44 / 0,45	2,16 / 1,91
C 18-3 *trans*-Isomere Summe	128 / 128	37 / 36	0,09 / 0,06	0,25 / 0,25	0,45 / 0,43	0,40 / 0,40	0,59 / 0,53	1,04 / 0,91	1,19 / 1,09
Elaidinsäure Octadecensäure C18:1 *trans*-9	25 / 25	8 / 10	0,20 / 0,20	0,27 / 0,20	0,42 / 0,06	0,30 / 0,30	0,45 / 0,35	– / 3,11	1,20 / 3,4
Palmitelaidinsäure Hexadecensäure C16:1 *trans*-9	25 / 25	– / –	– / –	– / –	– / –	– / –	– / –	– / –	– / –
Vaccensäure Octadecensäure C18:1 *trans*-11	25 / 25	– / –	– / –	– / –	– / –	– / –	– / –	– / –	– / –
Linolelaidinsäure C18:2 (trans-9, trans-12)	25 / 25	1 / –	0,02 / –	0,02 / –	0,02 / –	0,02 / –	0,02 / –	0,02 / –	0,02 / –

[a] *trans*-Fettsäure-Gehalt: g/100 g Fett
[b] Die statistischen Kennwerte beziehen sich auf die quantifizierten Gehalte.

Tab. 4.6.3 Vergleich zwischen handwerklicher und industrieller Produktionsweise hinsichtlich der *trans*-Fettsäuren-Gehalte; Angaben in Summe *trans*-Fettsäuren [g/100 g] bezogen auf die Bezugssubstanz Gesamtfett

Warengruppen/ Produktionsweise	Anzahl untersuchter Proben	Anzahl Proben mit quantifizierbaren Gehalten	Gehalt [g/100 g][a,b]						
			Min	25. Perzentil	Mittelwert	Median	75. Perzentil	90. Perzentil	Max[a]
handwerkliche Produktion									
frittierte Hefebackwaren	112	111	0,13	0,70	11,5	10,4	22,1	25,4	31,3
Pommes Frites	163	160	0,10	0,30	1,06	0,49	0,67	1,20	19,9
industrielle Produktion									
frittierte Hefebackwaren	20	20	0,27	0,35	6,18	0,54	16,00	21,6	22,7
Pommes Frites	2	2	0,36	0,36	0,46	0,46	–	–	0,56

[a] *trans*-Fettsäure-Gehalt: g/100 g Fett
[b] Die statistischen Kennwerte beziehen sich auf die quantifizierten Gehalte.

wertung der Gehaltsdaten insbesondere der Parameter „*trans*-Fettsäuren Summe" zugrunde gelegt, da damit die Gesamtkonzentration an *trans*-Fettsäuren bestmöglich erfasst werden kann.

Sowohl bei den Frittierfetten bzw. -ölen als auch bei den frittierten Lebensmitteln wiesen das 25. Perzentil in Höhe von 0,2 g bis 0,54 g/100 g sowie der mittlere Gehalt (Median) in Höhe von 0,4 g bis 2,2 g/100 g für die Summe der *trans*-Fettsäuren bezogen auf den Gesamtfettgehalt niedrige Werte auf. Positiv stellt sich insbesondere der geringe Belastungsgrad bei den Pommes Frites dar; hier lagen bei 90 % aller untersuchter Proben die Gehalte an *trans*-Fettsäuren in der Summe unter 1,3 g/100 g Gesamtfett. Dementsprechend wiesen auch nahezu alle untersuchten Proben der für die Zubereitung von Pommes Frites verwendeten Frittierfette bzw. -öle sehr geringe Gesamtgehalte an *trans*-Fettsäuren unterhalb 1,3 g/100 g Gesamtfett auf. Die im Rahmen dieses Überwachungsprogramms erhobenen Daten zeigen somit, dass die *trans*-Fettsäuren-Gehalte in Frittierfetten bzw. -ölen sowie in frittierten Hefegebäcken und Pommes Frites grundsätzlich auf ein sehr niedriges Niveau begrenzt werden können. Zudem bestätigen die Befunde, dass durch geeignete Minimierungsmaßnahmen eine Reduktion der *trans*-Fettsäuren-Konzentration auf die angestrebte Zielgröße von maximal 2 g/100 g bezogen auf das Gesamtfett möglich ist.

Im Vergleich zu früheren, im Zeitraum von 2000 bis 2012 von der amtlichen Lebensmittelüberwachung erhobenen Daten ist bei den Frittierfetten erfreulicherweise eine deutliche Abnahme des mittleren *trans*-Fettsäuren-Gehalts von etwa 17 g auf 2 g/100 g Gesamtfett festzustellen. Auch bei den frittierten Hefegebäcken, die bereits im BÜp 2008 auf ihren *trans*-Fettsäuren-Gehalt untersucht worden waren, ist eine Reduktion der mittle-

ren *trans*-Fettsäuren-Gesamtkonzentration von 17,2 g auf 2,2 g/100 g Gesamtfett zu verzeichnen.

Allerdings zeigen die aktuellen Daten des vorliegenden Programms bei den für die Herstellung von frittierten Hefegebäcken verwendeten Frittierfetten bzw. -ölen für einen Probenanteil von etwa 25 % – entsprechend den Daten des 75. und 90. Perzentils in Höhe von 32 g bzw. 36,5 g/100 g Gesamtfett – nach wie vor einen deutlich erhöhten Belastungsgrad für *trans*-Fettsäuren auf. Aufgrund dessen weisen auch die fetterhitzen Backwaren hinsichtlich des 75. und 90. Perzentils in Höhe von 22,6 g bzw. 25,7 g/100 g Gesamtfett weiterhin hohe *trans*-Fettsäuren-Konzentrationen auf. Ferner verdeutlichen auch der durchschnittliche Gehalt von 14,5 g/100 g bei den Frittierfetten bzw. 10,2 g/100 g Gesamtfett bei den dazugehörigen frittierten Backwaren, dass die Gesamtbelastung für diese Warengruppen insgesamt noch deutlich über 2 % und damit auf einem erhöhten Niveau liegt.

In Tabelle 4.6.3 ist der Vergleich des *trans*-Fettsäuren-Gesamtgehalts hinsichtlich der Produktionsform Herstellung im Handwerk und industrieller Fertigung dargestellt. Der Großteil der Proben wurde in handwerklichen Betrieben entnommen, sodass aufgrund der nicht repräsentativen Anzahl an Messergebnissen für die in industriellen Großbetrieben entnommenen Proben ein Vergleich der Belastungssituation zwischen Handwerk und Industrie nur eingeschränkt vorgenommen werden kann. Insbesondere für die Warengruppe der frittierten Hefegebäcke wurden im Median mit 0,54 g/100 g wie auch hinsichtlich des 75. und 90. Perzentils mit 16 g bzw. 21,6 g/100 g Gesamtfett geringere *trans*-Fettsäuren-Gehalte für die industrielle Produktionsweise im Vergleich zur handwerklichen Fertigung ermittelt. Aufgrund der deutlich geringeren Probenzahlen für die industrielle Produktionsweise sind die hierzu erhobenen Daten allerdings nur als Anhaltspunkt für einen möglicherweise geringeren Belastungsgrad bei industriell hergestellten Fettgebäcken zu sehen.

4.6.4   Schlussfolgerungen

Die Ergebnisse dieses Programms zeigen, dass die Gehalte an *trans*-Fettsäuren sowohl in Frittierfett-Ausgangserzeugnissen als auch in den damit hergestellten fetterhitzten Lebensmitteln durch die im Rahmen des Leitlinienkonzepts entwickelten Minimierungsmaßnahmen prinzipiell auf ein sehr niedriges Niveau begrenzt werden können. Eine Reduktion der *trans*-Fettsäuren-Konzentration auf die angestrebte Zielgröße von maximal 2 g/100 g Gesamtfett ist demnach durch geeignete technologische Maßnahmen möglich. Positiv stellt sich insbesondere die geringe *trans*-Fettsäuren-Belastung bei den Pommes Frites sowie den zu deren Zubereitung verwendeten Frittierfetten bzw. -ölen dar. Im Vergleich zu den Ergebnissen der Vorjahre ist bei den Frittierfetten und dementsprechend bei den damit hergestellten frittierten

Hefegebäcken erfreulicherweise eine Abnahme der mittleren *trans*-Fettsäuren-Konzentration zu verzeichnen. Dennoch ist für fetterhitzte Hefebackwaren und den zugehörigen Frittierfetten bei einem Probenanteil von etwa 25 % nach wie vor ein deutlich erhöhter Belastungsgrad festzustellen. Die Empfehlung, geeignete Maßnahmen zur Verringerung der *trans*-Fettsäuren-Gehalte in diesen Lebensmitteln zu etablieren, bleibt damit bestehen. Die Ergebnisse dieses Programms zeigen, dass das hier behandelte Thema – insbesondere die Kontrolle von *trans*-Fettsäuren in fetterhitzten Backwaren – im Rahmen der amtlichen Kontrolle weiterhin berücksichtigt werden sollte. Ein Aufgreifen dieses Themas in einem späteren, ggf. angepassten Programm sollte in Erwägung gezogen werden.

4.6.5   Literatur

Produktleitlinie zur Minimierung von *trans*-Fettsäuren in Frittierölen und -fetten, http://www.bmel.de/SharedDocs/Downloads/ Ernaehrung/Rueckstaende/Trans-Fettsaeuren/TFA_Leitlinie_ Frittieroele.pdf?__blob=publicationFile, Stand 01.06.2012

5.1 Vorkommen von pathogenen *Yersinia enterocolitica* in Schweinehackfleisch ohne Erhitzungshinweis und Hackepeter

Franz-Thomas Gerhardt, LLBB, Berlin

5.1.1 Ausgangssituation

Der Verzehr von rohem Schweinehackfleisch, vorwiegend als Mett oder Hackepeter, ist wichtigster Risikofaktor für das Auftreten einer Yersiniose, zumal rohes Schweinehackfleisch in Deutschland häufig auch von Kleinkindern verzehrt wird (Robert Koch-Institut, 2012). Auch bei Berücksichtigung der in den letzten Jahren abnehmenden Fallzahlen ergibt sich bei Yersiniosen im Vergleich zu anderen bakteriell bedingten Erkrankungen immer noch eine hohe Inzidenz.

5.1.2 Ziel

Die qualitative Untersuchung von Yersinien in Schweinehackfleisch und Mett/Hackepeter sollte Daten für eine Bewertung der aktuellen Situation liefern.

5.1.3 Ergebnisse

Im Rahmen des Programms beteiligten sich 12 Länder. Dabei wurden 428 Proben, davon 193 Proben Schweinehackfleisch und 235 Proben Mett/Hackepeter auf *Yersinia enterocolitica* untersucht. Den verwendeten kulturellen Nachweisverfahren wurde teilweise ein Screening mittels PCR vorgeschaltet.

In insgesamt 21 Proben (4,9 %) wurde *Yersinia enterocolitica* nachgewiesen. Aufgrund der niedrigen Anzahl an Daten kann keine Aussage zu einer Verteilung der jeweiligen Biovare bzw. Serotypen sowie zum Vorliegen bestimmter Pathogenitätsfaktoren getroffen werden.

5.1.4 Schlussfolgerungen

Die Ergebnisse dieses Programms zeigen, dass eine stichprobenartige Kontrolle im Rahmen der Routineüberwachung ausreichend ist.

5.1.5 Literatur

Robert Koch-Institut 2012: Yersiniose – Risikofaktoren in Deutschland. Epidemiologisches Bulletin 6, S. 47–51

5.2 Temperatureinhaltung und mikrobiologischer Status von vorverpackten Mischsalaten mit beigegebenen tierischen Lebensmitteln in Bäckereien oder Metzgereien oder Schnellrestaurants

Tobias Häcker, Landkreis Heidenheim

5.2.1 Ausgangssituation

Nach den gesetzlichen Vorgaben dürfen entlang der Kühlkette die Produkttemperaturen bei verpackten und unverpackten Lebensmitteln, die nicht bei Raumtemperaturen gelagert werden dürfen, insbesondere bei leicht verderblichen Lebensmitteln, nicht unterbrochen werden. Eine Unterbrechung der Kühlkette kann zum vorzeitigen mikrobiellen Verderb der Lebensmittel und zu Qualitätseinbußen führen. In Bäckereien oder Metzgereien wird häufig die Kühltemperatur, insbesondere in der Nähe von „Heißen Theken", nicht eingehalten.

Berichte zur Lebensmittelsicherheit 2013, DOI 10.1007/978-3-319-12209-0_5,
© Bundesamt für Verbraucherschutz und Lebensmittelsicherheit (BVL) 2015

Tab. 5.2.1 Mikrobiologischer Status in Abhängigkeit der Entnahmetemperatur

Entnahme-temperatur	sensorische Eigenschaften der Proben (n = 310[a])			Koloniezahl bei 30 °C (n = 184)				Escherichia coli (n = 353)				Salmonella spp. (n = 318)	Listeria monocytogenes (n = 311)			
	un-auf-fällig	auf-fällig	k. A.[a]	n. n.[a]	$< 10^4$	$10^4 - 10^8$	$> 10^8$	n. n.	$< 10^1$	$10^1 - 10^3$	$> 10^3$	Anzahl positiver Proben	n. n.	< 10 KbE/g	$10 - 100$ KbE/g	> 100 KbE/g
< +7 °C	149	2	2	2	3	97	4	152			1	0	147			1
+7 bis +20 °C	60	1	1	3		35	7	61			1	0	57			
> +20 °C	2					2		2				0	2			
k. A.	88	5		1		29	1	130	2	3	1	0	104			
Gesamt	299	8	3	6	3	163	12	345	2	3	3	0	310			1

[a] n = Anzahl untersuchter Proben, k. A. = keine Angabe, n. n. = nicht nachgewiesen

Tab. 5.2.1 *Fortsetzung*

Entnahme-temperatur	Koagulase-positive Staphylokokken (n = 134)				Hefen (n = 348)				Schimmelpilze (n = 347)			
	n. n.	$< 10^2$	$10^2 - 10^3$	$> 10^3$	n. n.	$< 10^3$	$10^3 - 10^5$	$> 10^5$	n. n.	$< 10^2$	$10^2 - 10^3$	$> 10^3$
< +7 °C	73		1	1	9	8	81	54	110		32	10
+7 bis +20 °C	32		1		9	4	26	22	53		4	4
> +20 °C	2						2		1			1
k. A.	23		1		39	6	60	28	100		23	9
Gesamt	130		3	1	57	18	169	104	264		59	24

5.2.2 Ziel

Mit diesem Programm sollte der mikrobielle Status von vorverpackten Salaten mit beigegebenen, nicht getrennt verpackten Erzeugnissen tierischen Ursprungs (Fleischerzeugnisse, Schinken, Käse, Fisch), die in räumlicher Nähe von heiß gehaltenen Gerichten angeboten werden, ermittelt werden.

5.2.3 Ergebnisse

An diesem Programm beteiligten sich 13 Länder mit insgesamt 358 Proben, wovon 353 in die Auswertungen einbezogen wurden. Die entnommenen Proben lassen sich in 6 Kategorien einteilen:
- fleischhaltige Salate
- fischhaltige Salate
- eihaltige Salate
- käsehaltige Salate
- Salate mit mehreren Beigaben (z. B. Schinken und Käse, Thunfisch und Ei)
- Salate ohne Angaben über die Beigaben.

Die Probenahme fand im Einzelhandel, in Bäckereien, in Fleischereien und in (Schnell)restaurants statt.

Vorverpackten Mischsalate mit beigegebenen Erzeugnissen tierischen Ursprungs sind in der Regel bei einer Temperatur unterhalb von +7 °C zu lagern. Dabei sind auch die Vorgaben des Herstellers zu beachten.

Bereits bei der Kontrolle vor Ort waren in den Betrieben Abweichungen bezüglich der Lagertemperatur feststellbar. Die gemessene Lagertemperatur reichte von −1 °C bis hin zu +25 °C. 43 % der Proben wurden unterhalb und 18 % oberhalb von +7 °C gelagert. Bei 39 % der Proben wurde die Lagertemperatur nicht übermittelt.

Insgesamt zeigten die Proben bei der sensorischen Prüfung keine Auffälligkeiten. Die Beurteilung der Ergebnisse der mikrobiologischen Untersuchungen erfolgte auf der Grundlage der entsprechenden DGHM-Richt- und Warnwerte (DGHM). In keiner der Proben wurden *Salmonella* spp. nachgewiesen.

Listeria monocytogenes war in einer Probe quantitativ nachweisbar. *Escherichia coli* und koagulase-positive Staphylokokken wurden nur vereinzelt nachgewiesen. In 83,6 % der Proben waren Hefen, in 23,9 % Schimmelpilze nachweisbar. Eine Auflistung der mikrobiologischen Untersuchungen ist den Tabellen 5.2.1 – 5.2.3 zu entnehmen.

Tab. 5.2.2 Mikrobiologischen Status in Abhängigkeit der Betriebsart[a] (n = Anzahl untersuchter Proben, k. A. = keine Angabe)

Betriebsart	sensorische Eigenschaften der Proben (n = 309)			Koloniezahl bei 30 °C (n = 183)				*Escherichia coli* (n = 326)				*Salmonella* spp. (n = 291)	*Listeria monocytogenes* (n = 285)			
	unauffällig	auffällig	k. A.	n. n.	$< 10^4$	$10^4 - 10^8$	$> 10^8$	n. n.	$< 10^1$	$10^1 - 10^3$	$> 10^3$	Anzahl positiver Proben	n. n.	< 10 KbE/g	$10 - 100$ KbE/g	> 100 KbE/g
Einzelhandel	118	5		1		45	2	128			2	0	116			1
Bäckerei	40	1				21	2	43		2	1	0	34			
Fleischerei	3		1			2		5				0	5			
Schnellrestaurant	127	2	2	5	3	94	8	143	1	1		0	129			
Gesamt	**298**	**8**	**3**	**6**	**3**	**162**	**12**	**319**	**1**	**3**	**3**	**0**	**284**			**1**

[a] Hinweis: Gegenüber Tabelle 5.2.1 und 5.2.3 wurden in dieser Tabelle 27 Proben nicht berücksichtigt, da sie aus Betriebsarten kamen, die nicht im Fokus des Programms lagen.

Tab. 5.2.2 *Fortsetzung*

Betriebsart	Koagulase-positive Staphylokokken (n = 132)				Hefen (n = 348)				Schimmelpilze (n = 347)			
	n. n.	$< 10^2$	$10^2 - 10^3$	$> 10^3$	n. n.	$< 10^3$	$10^3 - 10^5$	$> 10^5$	n. n.	$< 10^2$	$10^2 - 10^3$	$> 10^3$
Einzelhandel	47		1	1	9	8	81	54	110		32	10
Bäckerei	18				9	4	26	22	53		4	4
Fleischerei	1						2		1			1
Schnellrestaurant	62		2		39	6	60	28	100		23	9
Gesamt	**128**		**3**	**1**	**57**	**18**	**169**	**104**	**264**		**59**	**24**

Tab. 5.2.3 Mikrobiologischen Status in Abhängigkeit der Matrix (n = Anzahl untersuchter Proben, k. A. = keine Angabe)

Matrixgruppe	sensorische Eigenschaften der Proben (n = 310)			Koloniezahl bei 30 °C (n = 184)				*Escherichia coli* (n = 353)				*Salmonella* spp. (n = 318)	*Listeria monocytogenes* (n = 311)			
	unauffällig	auffällig	k. A.	n. n.	$< 10^4$	$10^4 - 10^8$	$> 10^8$	n. n.	$< 10^1$	$10^1 - 10^3$	$> 10^3$	Anzahl positiver Proben	n. n.	< 10 KbE/g	$10 - 100$ KbE/g	> 100 KbE/g
fleischhaltige Salate	105			3	1	47	3	117		1		0	109			1
fischhaltige Salate	16		1			9		22				0	20			
eihaltige Salate	8					4		7			1	0	7			
käsehaltige Salate	63	2	1		2	37		75	2		1	0	61			
Salate mit verschiedenen Beigaben	75	2				52	8	85		2	1	0	76			
Salate ohne Angaben	32	4	1	3		14	1	39				0	37			
Gesamt	**299**	**8**	**3**	**6**	**3**	**163**	**12**	**345**	**2**	**3**	**3**	**0**	**310**			**1**

Tab. 5.2.3 *Fortsetzung*

Matrixgruppe	Koagulase-positive Staphylokokken (n = 134)				Hefen (n = 348)				Schimmelpilze (n = 347)			
	n.n.	$< 10^2$	$10^2 - 10^3$	$> 10^3$	n.n.	$< 10^3$	$10^3 - 10^5$	$> 10^5$	n.n.	$< 10^2$	$10^2 - 10^3$	$> 10^3$
fleischhaltige Salate	36				27	8	54	28	87		21	8
fischhaltige Salate	7			1	1		16	5	16		4	2
eihaltige Salate	5				1		6	1	8			
käsehaltige Salate	23		1		15	4	29	28	64		8	4
Salate mit verschiedenen Beigaben	46		1		10	4	44	29	66		15	6
Salate ohne Angaben	13		1		3	2	20	13	23		11	4
Gesamt	**130**		**3**	**1**	**57**	**18**	**169**	**104**	**264**		**59**	**24**

5.2.4 Schlussfolgerungen

Die Ergebnisse dieses Programms zeigen, dass eine stichprobenartige Kontrolle im Rahmen der Routineüberwachung ausreichend ist.

5.2.5 Literatur

Deutsche Gesellschaft für Hygiene und Mikrobiologie e.V. (DGHM): Mikrobiologische Richt- und Warnwerte für Mischsalate, abgepackte Ware zur Abgabe an den Verbraucher

5.3 Mikrobiologisch-hygienische Beschaffenheit von rohen Garnelen

Dr. Hans Bauer und Dr. Ute Messelhäußer, LGL, Erlangen und Oberschleißheim

5.3.1 Ausgangssituation

Nach den Daten aus der Nationalen Verzehrsstudie II, die das Max Rubner-Institut im Auftrag des damaligen Bundesministeriums für Ernährung, Landwirtschaft und Verbraucherschutz zwischen November 2005 und Januar 2007 durchgeführt hat, kommen bei einem durchschnittlichen deutschen Bundesbürger jährlich etwa 4 kg Krusten-, Schalen- und Weichtiere auf den Tisch. Nicht nur während der Grillsaison findet sich insbesondere im Bereich der Garnelen ein vielfältiges Angebot von Tiefgefrier- und Frischware, die entweder roh und in der Schale oder aber auch vorgegart verkauft werden.

Aufgrund der hohen Außentemperaturen und dem Umgang beim Grillen ist deshalb eine einwandfreie hygienische Beschaffenheit bei Garnelen und Shrimps gerade im Sommer von entscheidender Bedeutung. Bei mikrobiologischen Untersuchungen konnten in den vergangenen Jahren immer wieder erhöhte Keimzahlen bei rohen Garnelen und Shrimps auf Einzelhandelsebene nachgewiesen werden, sodass mit umfassenderen Untersuchungen dieser Sachverhalt abgeklärt werden sollte.

5.3.2 Ziel

Mit diesem Programm sollte der Status der hygienischen Beschaffenheit von Garnelen und Shrimps auf Einzelhandelsebene erhoben werden. Dabei wurde sowohl auf das Vorkommen der klassischerweise in Meerestieren vorkommenden pathogenen Mikroorganismen (thermophile *Campylobacter* spp. und *Vibrio* spp.) als auch auf unterschiedliche Hygieneparameter wie z. B. *Escherichia coli* untersucht. Neben den genannten mikrobiologischen Untersuchungen sollte bei den Proben auch die sensorische Beschaffenheit überprüft werden.

5.3.3 Ergebnisse

An diesem Programm beteiligten sich insgesamt 14 Länder mit 365 Proben. Untersucht wurden überwiegend rohe Garnelen (264 Proben, 72 %) und rohe Shrimps (13 Proben, 4 %), sowie ein geringer Prozentsatz Garnelenfleisch (32 Proben, 9 %) und Garnelen, gekocht (11 Proben, 3 %). Die Gesamtbeanstandungsquote lag bei 5 % bei den vor-

Tab. 5.3.1   Ergebnisse im Hinblick auf Sensorik und potenziell pathogene Mikroorganismen sowie Beanstandungsquote

Matrix	Gesamt-probenzahl	Anzahl be-anstandeter Proben	Sensorik		potenziell pathogene Mikroorganismen	
			Anzahl untersuch-ter Proben	Anzahl auffälliger Proben	Anzahl untersuch-ter Proben	Anzahl positiver Proben
rohe Krustentiere, frisch oder tiefgefroren	317	17 (5 %)	290	35 (12 %)	316	50 (16 %)
gegarte Krustentiere	48	3 (6 %)	47	1 (2 %)	46	1 (2 %)

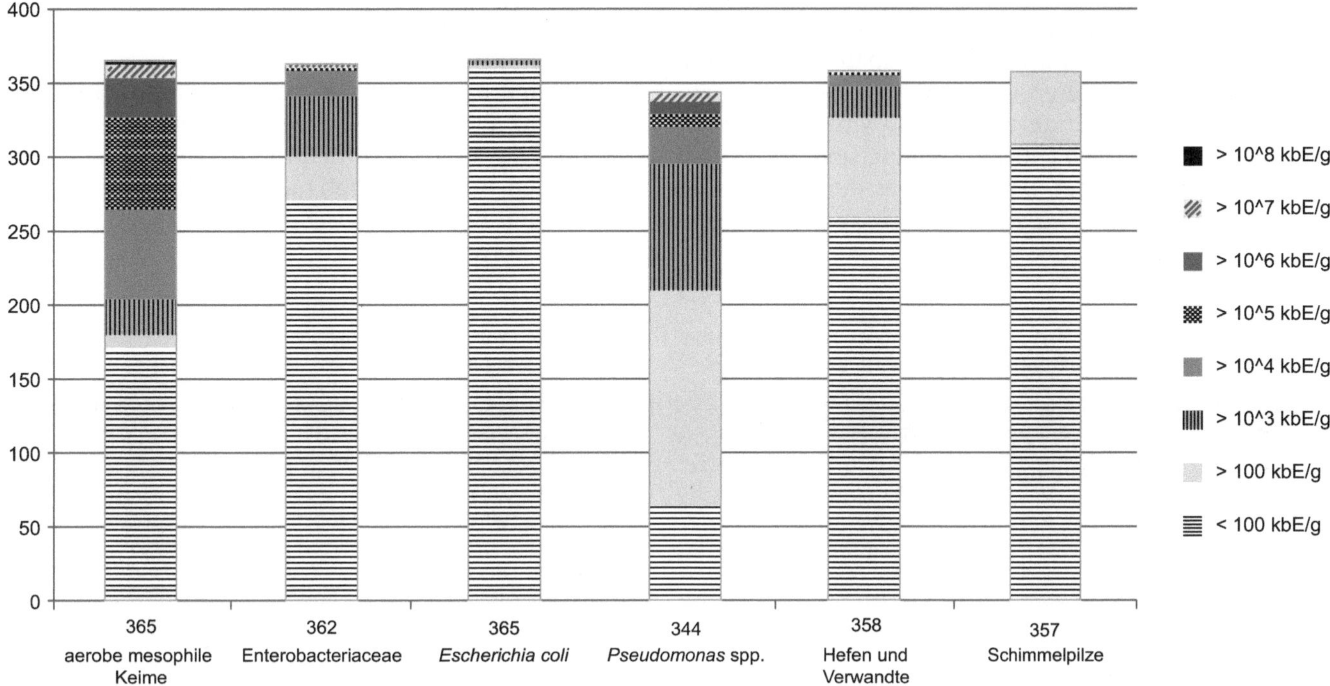

Abb. 5.3.1   Ergebnisse im Hinblick auf die hygienische Beschaffenheit von Garnelen

gelegten rohen Krustentiere und bei 6 % bei zubereiteter Ware.

Thermophile *Campylobacter* spp. waren in keiner der 201 auf diesen Parameter untersuchten Proben nachweisbar. Im Hinblick auf das Vorkommen von *Vibrio* spp. waren in 13 Proben (5 %) *Vibrio* spp., zusätzlich in 32 Proben (13 %) *V. parahaemolyticus* und in 1 Probe (0,4 %) *V. vulnificus* nachweisbar. Ein Nachweis von *V. cholerae* wurde nicht übermittelt.

Von insgesamt 317 Proben roher Krustentiere (frisch oder tiefgefroren), für die ein sensorisches Ergebnis übermittelt wurde, erwiesen sich 35 Proben (12 %) als auffällig im Hinblick auf Aussehen, Geruch und/oder Geschmack. Bei 48 Proben gegarter Krustentiere erwies sich 1 Probe (2 %) als sensorisch auffällig (Tab. 5.3.1).

Im Hinblick auf die hygienische Beschaffenheit konnte in den vorgelegten Proben nur selten *Escherichia coli* in Keimzahlen > 100 KbE/g (1 %) nachgewiesen werden, in der überwiegenden Anzahl der Fälle (75 %) lagen auch die Keimzahlen von Enterobacteriaceae unterhalb der Nachweisgrenze von 100 KbE/g (Abb. 5.3.1).

5.3.4   Schlussfolgerungen

Die Ergebnisse dieses Programms zeigen, dass das hier behandelte Thema im Rahmen der amtlichen Kontrolle verstärkt berücksichtigt werden sollte, insbesondere bei rohen Krustentieren.

5.4 Hygienestatus von Teilgerichten aus der Gastronomie

Jürgen Peek, Landkreis Cloppenburg

5.4.1 Ausgangssituation

Gegarte/zubereitete Lebensmittel werden in Gastronomiebetrieben häufig in Kühleinrichtungen vorrätig gehalten und gelagert, um sie zu einem späteren Zeitpunkt alleine oder mit anderen Lebensmitteln zusammen zu- oder aufzubereiten. Erfahrungsgemäß wird in Gastronomiebetrieben die sachgemäße Kühlung und Lagerdauer oftmals nicht beachtet. Dabei kann es durch Überlagerung oder unsachgemäße Kühllagerung zu mikrobiellem Verderb kommen.

5.4.2 Ziel

Mit diesem Programm sollte der mikrobiologische Status von gegarten/zubereiteten Lebensmitteln ermittelt werden, die in Gastronomiebetrieben in Kühleinrichtungen vorrätig gehalten und gelagert werden, um Hygienemängel erkennen zu können.

5.4.3 Ergebnisse

An diesem Programm beteiligten sich 13 Länder mit insgesamt 457 Proben. Von diesen Proben enthielten besonders Teigwaren, Kartoffelprodukte und Reis erhöhte Keimzahlen. Auffällig waren hier die Befunde bei *Escherichia coli* und *Bacillus cereus*. Einzelheiten sind der Tabelle 5.4.1 zu entnehmen.

Tab. 5.4.1 Koloniezahl bei 30 °C und Ergebnisse der mikrobiologischen Untersuchungen von gegarten/zubereiteten Lebensmitteln, die in Gastronomiebetrieben (z. B. Raststätten) in Kühleinrichtungen vorrätig gehalten und gelagert werden

Bezeichnung der Probe	Gesamt-probenzahl	Koloniezahl bei 30 °C (n = 451[a]) Anzahl der Proben				*Listeria monocytogenes* (n = 380) Anzahl positiver Proben	*Clostridium perfringens* (n = 384) Anzahl positiver Proben	Entero-bacteriaceae (n = 455) Anzahl positiver Proben	*Escherichia coli* (n = 457) Anzahl positiver Proben
		n. n.[a]	$< 10^4$	$10^4 - 10^7$	$> 10^7$				
Teigwaren	205	40	36	73	55	0	1	90	18
Kartoffelprodukte	40	15	8	14	3	0	0	10	2
Reis	97	55	17	19	6	0	1	18	2
Suppen und Soßen	98	39	39	13	2	0	0	7	2
gemüsehaltige Beilagen	6	4	1	1	0	0	0	0	0
Fleisch- und Fisch-erzeugnisse	11	6	4	1	0	0	0	1	0
Gesamt	457	159	105	121	66	0	2	126	24

[a] n = Anzahl untersuchter Proben, n. n. = nicht nachgewiesen

Tab. 5.4.1 *Fortsetzung*

Bezeichnung der Probe	Hefen (n = 452) Anzahl positiver Proben	Koagulase-positive Staphylokokken (n = 412) Anzahl positiver Proben	*Bacillus cereus* (n = 442) Anzahl positiver Proben	Pseudomonaden (n = 408) Anzahl positiver Proben
Teigwaren	83	2	7	111
Kartoffelprodukte	8	0	1	11
Reis	11	3	2	21
Suppen und Soßen	12	0	1	9
gemüsehaltige Beilagen	0	0	0	1
Fleisch- und Fischerzeugnisse	0	0	0	2
Gesamt	114	5	11	155

5.4.4 Schlussfolgerungen

Die Ergebnisse dieses Programms zeigen, dass eine stichprobenartige Kontrolle im Rahmen der Routineüberwachung ausreichend ist.

Untersuchung von Bedarfsgegenständen und kosmetischen Mitteln

6.1 Isothiazolone in kosmetischen Mitteln

Dr. Bernhard Schuster, CVUA, Freiburg

6.1.1 Ausgangssituation

Aufgrund der zu erwartenden restriktiveren Regelungen des Einsatzes von Parabenen als Konservierungsstoffe in kosmetischen Mitteln weichen viele Firmen auf 2-Methyl-3(2H)-isothiazolon (**MI**) oder auch auf eine Mischung aus diesem 2-Methyl-3(2H)-isothiazolon und 5-Chlor-2-methyl-3(2H)-isothiazolon (**MCI**) aus. In Anhang V der Verordnung (EG) Nr. 1223/2009 sind unter Eintrag 57 für MI und unter Eintrag 39 für die Mischung aus MI und MCI Höchstkonzentrationen aufgeführt.

Isothiazolone haben aber ein wesentlich höheres Hautsensibilisierungspotenzial als die Parabene. Aufgrund dessen stieg die Allergierate in der Bevölkerung auf Isothiazolone stark an. Daher legte die Kommission einen Änderungsvorschlag vor, der den Einsatz dieser Konservierungsstoffe weiter begrenzen soll. Das Gemisch MCI/MI soll danach nur noch in ab- bzw. auszuspülenden Produkten (Rinse-off-Produkte) eingesetzt werden. Außerdem soll bei Verwendung eines Gemisches von MCI und MI nicht zusätzlich noch MI als solches im selben Produkt verwendet werden dürfen, da sich dadurch das für das Gemisch zulässige Verhältnis 3:1 ändern würde. Mit einem weiteren Änderungsvorschlag soll auch der Einsatz von MI nur auf Rinse-off-Produkte und Produkte, die auf dem Haar verbleiben, beschränkt werden.

6.1.2 Ziel

Mit diesem Programm sollte untersucht werden, in welchem Umfang die Konservierungsstoffe „MCI/MI im Verhältnis 3:1" (Grenzwert: 0,0015 %) und „MI" (Grenzwert: 0,01 %) in kosmetischen Mitteln zur Hautreinigung, zur Hautpflege und zur Haarbehandlung eingesetzt werden. Ein weiteres Untersuchungsziel war die Klärung der Frage, ob beide Systeme auch zusammen verwendet werden.

Tab. 6.1.1 Gehalte an Isothiazolonen in kosmetischen Mitteln

Mittel	Anzahl Proben		statistische Kennzahlen [mg/kg] (aus Proben mit quantifizierten Gehalten)				
	Gesamt	mit quantifiziertem Gehalt	Min	Mittelwert	Median	90. Perzentil	Max
kosmetische Mittel zur Hautreinigung							
2-Methyl-4-isothiazolin-3-on	302	150	0,8	39,6	22,4	93,0	164,0
5-Chlor-2-methyl-4-isothiazolin-3-on	301	71	0,3	7,6	6,9	12,0	21,7
kosmetische Mittel zur Hautpflege							
2-Methyl-4-isothiazolin-3-on	244	98	1,2	66,9	78,3	93,7	106,0
5-Chlor-2-methyl-4-isothiazolin-3-on	239	9	1,3	5,8	5,4	9,4	10,1
kosmetische Mittel zur Haarpflege							
2-Methyl-4-isothiazolin-3-on	271	151	0,3	27,7	3,5	91,7	101,6
5-Chlor-2-methyl-4-isothiazolin-3-on	269	101	1,0	6,8	6,0	11,5	23,0

Berichte zur Lebensmittelsicherheit 2013, DOI 10.1007/978-3-319-12209-0_6,
© Bundesamt für Verbraucherschutz und Lebensmittelsicherheit (BVL) 2015

Tab. 6.1.2 Gehalte an 2-Methyl-4-isothiazolin-3-on in mg/kg bei Proben, in denen nur MI bestimmt wurde (d. h. MI > Bestimmungsgrenze und MCI < Bestimmungsgrenze

Mittel	Anzahl Proben	Min [mg/kg]	Mittelwert [mg/kg]	Median [mg/kg]	90. Perzentil [mg/kg]	Max [mg/kg]
kosmetische Mittel zur Hautreinigung	87	0,3	65,4	74,3	96,0	164,0
kosmetische Mittel zur Hautpflege	91	1,2	67,7	78,6	94,5	106,0
kosmetische Mittel zur Haarpflege	69	0,1	54,5	69,2	96,6	101,6

Tab. 6.1.3 Anzahl der Proben mit Quotient (MCI/MI) in 3 Kategorien

Mittel	Anzahl Proben gesamt	Anzahl Proben mit Quotient < 2,5	Anzahl Proben mit Quotient ≥ 2,5 und < 3,5	Anzahl Proben mit Quotient ≥ 3,5
kosmetische Mittel zur Hautreinigung	102	55 (54 %)	33 (32 %)	14 (14 %)
kosmetische Mittel zur Hautpflege	77	69 (90 %)	3 (4 %)	5 (6 %)
kosmetische Mittel zur Haarpflege	114	59 (51 %)	35 (31 %)	20 (18 %)

6.1.3 Ergebnisse

An diesem Programm beteiligten sich 15 Länder mit insgesamt 817 Proben. Die Ergebnisse sind in Tabelle 6.1.1 aufgeführt. Es zeigt sich, dass der Einsatz der Isothiazolone weit verbreitet ist. In kosmetischen Mitteln zur Hautreinigung wurden in 150 von 302 untersuchten Proben quantifizierbare Gehalte an MI und in 71 Proben quantifizierbare Gehalte an MCI nachgewiesen.

In kosmetischen Mitteln zur Hautpflege waren diese Konservierungsstoffe weniger häufig eingesetzt. In 98 von 244 Proben wurden quantifizierbare Gehalte an MI und nur in 9 Proben quantifizierbare Gehalte an MCI nachgewiesen. Das heißt, das Gemisch MCI/MI wurde zur Konservierung bei dieser Produktgruppe kaum verwendet. Kosmetische Mittel zur Haarpflege waren dagegen sehr häufig mit diesen Stoffen konserviert. Von 271 Proben wurden in 151 quantifizierbare Gehalte an MI und in 101 Proben quantifizierbare Gehalte an MCI ermittelt.

Aus den übermittelten Daten wurde auch eine Auswertung zum Einsatz von MI vorgenommen. Berücksichtigt wurden hierbei Gehalte von MI oberhalb der Bestimmungsgrenze und gleichzeitig von MCI unterhalb der Bestimmungsgrenze. Die Ergebnisse sind in Tabelle 6.1.2 aufgeführt. Sie belegen, dass in kosmetischen Mitteln zur Hautpflege bei Einsatz von Isothiazolonen fast nur die Einzelsubstanz MI verwendet wird. Bei kosmetischen Mitteln zur Haarpflege findet dagegen das Gemisch (MCI/MI) größeren Einsatz. Die Gehalte liegen üblicherweise deutlich unter dem Grenzwert von 0,01 %, jedoch wurden bei einigen Proben Höchstmengenüberschreitungen nachgewiesen. Der höchste nachgewiesene Wert lag bei 0,016 %.

Wird das Gemisch MCI und MI zur Konservierung verwendet, muss das Verhältnis MCI/MI 3 : 1 sein. Die Ergebnisse sind in Tabelle 6.1.3 aufgeführt und zeigen, dass der Quotient bei den meisten Proben < 2,5 war. Dies deutet darauf hin, dass bei diesen Proben zusätzlich zu dem Gemisch noch MI zur Konservierung eingesetzt wurde (Quotient wird kleiner) oder aber die Rezeptur nicht ausreichend stabil ist und sich MCI abgebaut hat. Bei einigen Proben war der Quotient > 3,5. In diesen Fällen wurde das Konservierungsmittelgemisch MCI und MI nicht im korrekten Verhältnis eingesetzt.

6.1.4 Schlussfolgerungen

Die Ergebnisse dieses Programms zeigen, dass zurzeit eine stichprobenartige Kontrolle im Rahmen der Routineüberwachung ausreichend ist.

Die Verwendung der Konservierungsstoffe MI und MCI/MI ist zwar weit verbreitet, Höchstmengenüberschreitungen kommen aber nur selten und allein bei Hautreinigungsmitteln vor. Ein Aufgreifen dieses Themas nach Inkrafttreten der geplanten Rechtsänderungen in einem späteren, ggf. angepassten Programm wird vorgeschlagen.

7.1 Einhaltung der Heißhaltetemperatur und Ausstattung von Essenausgabestellen

Dr. Sylvia Zinke, Landkreis Oder-Spree, Beeskow

7.1.1 Ausgangssituation

Mängel bei der Heißhaltung von Speisen stellen hygienische Risiken insbesondere in Einrichtungen zur Gemeinschaftsverpflegung dar und können zu lebensmittelbedingten Erkrankungen führen. Ursachen für die Nichteinhaltung der Heißhaltetemperatur in Essenausgabestellen sind unter anderem die zu geringe Anlieferungstemperatur von Speisen, fehlende technische Einrichtungen zur Heißhaltung bzw. Wiedererhitzung von Speisen sowie mangelhafte Fachkenntnisse des Personals.

7.1.2 Ziel

Mit diesem Programm sollten Daten erhoben werden, die einen Überblick über die Einhaltung lebensmittelhygienischer Vorschriften in Essenausgabestellen ermöglichen. Dazu sollten in diesen Einrichtungen insbesondere die Einhaltung der Heißhaltetemperatur (mindestens 65 °C), die technische Ausstattung sowie die Durchführung und Dokumentation der betrieblichen Eigenkontrollen geprüft werden.

7.1.3 Ergebnisse

An diesem Programm beteiligten sich 15 Länder mit insgesamt 1.701 Betriebskontrollen. Bei nahezu 80 % der überprüften Einrichtungen handelte es sich um Essenausgabestellen in Kindertagesstätten und Schulen. Dominierendes System der Speisenproduktion war „Cook & Hold", bei dem die Speisen nach dem Kochen bis zur Ausgabe warmgehalten werden (86 %). Die Systeme „Cook & Chill" und „Cook & Freeze", bei denen die Speisen nach der Zubereitung gekühlt bzw. gefroren und dann für die Ausgabe wieder erhitzt werden, wurden nur in 8 % bzw. 6 % der Einrichtungen verwendet. In der Mehrzahl der Einrichtungen (52 %) wurden mehr als 50 Speisen pro Mahlzeit ausgegeben. In der Hälfte der Essenausgabestellen arbeiteten nur 1 oder 2 Mitarbeiter, in der anderen 3 und mehr (Tab. 7.1.1).

Bei den Kontrollen wurden in 226 (13 %) Einrichtungen Mängel hinsichtlich der Heißhaltetemperatur von mindestens 65 °C festgestellt. Der größte Anteil an Temperaturunterschreitungen ergab sich dabei in Schulen (15 %) sowie in Kindertagesstätten (14 %). Bezogen auf das System der Speisenproduktion war der Anteil an Temperaturunterschreitungen mit 14 % bei dem System „Cook & Hold" am höchsten (Tab. 7.1.1).

Bei der technischen Ausstattung der Essenausgabestellen zeigte sich ein sehr differenziertes Bild. In 1.441 (85 %) Einrichtungen standen sowohl Möglichkeiten zur Warmhaltung der Speisen (z. B. Warmhaltebecken) als auch zur Nacherhitzung (z. B. Herd, Mikrowelle) zur Verfügung. Der Anteil an derartig ausgestatteten Essenausgabestellen war in Senioren- und Pflegeheimen sowie Krankenhäusern mit über 94 % besonders hoch. In 114 (7 %) Betriebsstätten fehlten ausreichende Möglichkeiten zur Warmhaltung der Speisen. Eine Nacherhitzung von Speisen konnte in 125 (7 %) Einrichtungen auf Grund fehlender Ausstattung nicht realisiert werden. Kritisch ist anzumerken, dass in 21 (1 %) Einrichtungen weder Ausrüstungen zur Warmhaltung noch zur Nacherhitzung vorhanden waren. Dies betraf Essenausgabestellen in 13 Kindertagesstätten und 8 Schulen. In 6 dieser Einrichtungen wurden zugleich Mängel bei der Heißhaltung der Speisen beobachtet. Bei den Einrichtungen mit fehlenden technischen Ausstattungen zur Warmhaltung betrug die Beanstandungsquote bezüglich der Heißhaltetemperatur 29 %, bei fehlenden Möglichkeiten zur Nacherhitzung 28 % (Tab. 7.1.1a).

Die Schulung des Personals zu Fragen der Lebensmittelhygiene erfolgte in 89 % der Essenausgabestellen re-

Berichte zur Lebensmittelsicherheit 2013, DOI 10.1007/978-3-319-12209-0_7,
© Bundesamt für Verbraucherschutz und Lebensmittelsicherheit (BVL) 2015

Tab. 7.1.1 Überprüfung von Essenausgabestellen in Gemeinschaftsverpflegung bezüglich der Einhaltung der Heißhaltetemperatur (alle Angaben in Anzahl der Einrichtungen)

Art der Einrichtung	1. Gesamtzahl der kontrollierten Einrichtungen	2. Systeme der Speisenproduktion/-anlieferung und Einhaltung der Heißhaltetemperatur									3. Anzahl Mitarbeiter		4. Anzahl der ausgegebenen Speisen		
		Cook & Hold			Cook & Chill			Cook & Freeze			≤ 2	≥ 3	≤ 20	21 – 50	> 50
		Temp. $\geq 65\,°C$	Temp. tlw. $\geq 65\,°C$	Temp. $< 65\,°C$	Temp. $\geq 65\,°C$	Temp. tlw. $\geq 65\,°C$	Temp. $< 65\,°C$	Temp. $\geq 65\,°C$	Temp. tlw. $\geq 65\,°C$	Temp. $< 65\,°C$					
Kita	794	577	92	18	44	1	0	61	0	1	508	286	149	372	273
Schule	554	398	64	7	41	7	0	32	5	0	285	269	28	149	377
Seniorenheim	169	133	14	1	14	0	0	7	0	0	33	136	21	36	112
Pflegeheim	111	93	8	0	7	1	1	1	0	0	20	91	9	34	68
Krankenhaus	73	45	5	0	19	1	0	3	0	0	8	65	4	8	61
Gesamt (Anteil an Gesamtzahl der Einrichtungen in %)	1.701	1.246 (86 %)	183 (12 %)	26 (2 %)	125 (92 %)	10 (7 %)	1 (1 %)	104 (94 %)	5 (5 %)	1 (1 %)	854 (50 %)	847 (50 %)	211 (13 %)	599 (35 %)	891 (52 %)

Tab. 7.1.1a Überprüfung der technischen Ausstattung und von Personalschulungen in Essenausgabestellen von Einrichtungen zur Gemeinschaftsverpflegung

Art der Einrichtung	5. Technischen Ausstattung der Essenausgabe				6. Personalschulungen		
	ausreichende Warmhaltemöglichkeiten, Möglichkeit zur Nacherhitzung vorhanden	ausreichende Warmhaltemöglichkeiten, Möglichkeit zur Nacherhitzung fehlt aber	keine ausreichende Warmhaltemöglichkeit, Möglichkeit zur Nacherhitzung vorhanden	weder ausreichende Warmhaltemöglichkeit noch Möglichkeit zur Nacherhitzung	regelmäßig	ausschließlich anlassbezogene Schulungen	keine
Kita	661	26	94	13	698	60	36
Schule	443	87	16	8	467	45	42
Seniorenheim	161	7	1	0	165	2	2
Pflegeheim	105	3	3	0	110	1	0
Krankenhaus	71	2	0	0	71	1	1
Gesamt (Anteil an Gesamtzahl der Einrichtungen in %)	1.441 (85 %)	125 (7 %)	114 (7 %)	21 (1 %)	1.511 (89 %)	109 (6 %)	81 (5 %)

Tab. 7.1.1b Betriebliche Eigenkontrolle in Essenausgabestellenrichtungen zur Gemeinschaftsverpflegung

Art der Einrichtung	7. betriebliche Eigenkontrolle (Durchführung der Temperaturmessung und Dokumentation der Messergebnisse)							
	nicht durchgeführt	unregelmäßige Durchführung	regelmäßige Durchführung	bei Anlieferung	während der Speisenausgabe	keine Dokumentation	unregelmäßige Dokumentation	regelmäßige Dokumentation
Kita	74	61	659	524	348	59	68	667
Schule	55	37	462	362	273	49	39	466
Seniorenheim	8	7	154	85	107	5	6	158
Pflegeheim	4	3	104	70	63	4	6	101
Krankenhaus	4	1	68	43	47	2	2	69
Gesamt (Anteil an Gesamtzahl der Einrichtungen in %)	145 (9 %)	109 (6 %)	1.447 (86 %)	1.084 (64 %)	838 (49 %)	119 (7 %)	121 (7 %)	1461 (86 %)

Tab. 7.1.1c Maßnahmen in Essenausgabestellenrichtungen zur Gemeinschaftsverpflegung

Art der Einrichtung	8. Maßnahmen bei Temperaturabweichungen			9. getroffene amtliche Maßnahmen							
	Information an den Hersteller	Rückführung der Speisen an den Hersteller	Nacherhitzung der Speisen auf 65 °C	keine	mündliche Belehrung/ Beratung	schriftliche Belehrung	mündliche Verwarnung	schriftliche Verwarnung	schriftliche Verfügung	Bußgeldverfahren eingeleitet	Strafverfahren eingeleitet
Kita	489	122	520	510	202	68	18	5	5	0	0
Schule	302	84	343	341	150	53	14	3	7	2	0
Seniorenheim	57	23	137	136	32	3	0	1	0	0	0
Pflegeheim	62	15	86	83	18	6	2	0	3	0	0
Krankenhaus	19	11	62	59	11	4	0	0	0	0	0
Gesamt (Anteil an Gesamtzahl der Einrichtungen in %)	931 (55 %)	255 (15 %)	1.148 (67 %)	1.129 (66 %)	413 (24 %)	134 (8 %)	34 (2 %)	9 (1 %)	15 (1 %)	2 (0,1 %)	0 (0 %)

gelmäßig. Lediglich anlassbezogen wurden Mitarbeiter in 6 % der Betriebsstätten geschult. Eine fehlende Personalschulung musste in 81 Einrichtungen (5 %) beanstandet werden. Betroffen waren davon vor allem Schulen und Kindertagesstätten.

Die Tatsache, dass in 11 % der kontrollierten Essenausgabestellen keine Schulungen erfolgen bzw. nur aus besonderem Anlass durchgeführt werden, lässt auf ein mangelndes Verständnis zur Notwendigkeit und zum Inhalt derartiger Schulungen schließen (Tab. 7.1.1a).

Bei der Überprüfung der betrieblichen Eigenkontrollen wurde festgestellt, dass die überwiegende Anzahl der Einrichtungen (86 %) eine Messung der Heißhaltetemperatur vornimmt. In 145 (9 %) Essenausgabestellen erfolgte keine Temperaturmessung, in 109 (6 %) Einrichtungen nur unregelmäßig. Der Anteil der Einrichtungen ohne bzw. mit nur unregelmäßiger Temperaturmessung betrug in Kindertagesstätten und Schulen jeweils 17 %.

Die Temperaturmessung wurde in 68 % der Betriebsstätten bei Anlieferung der Speisen vorgenommen. Etwa die Hälfte der Einrichtungen (49 %) erfasste die Temperatur während der Speisenausgabe. Dies resultiert vermutlich daraus, dass bei der Anlieferung der Speisen nicht immer sichergestellt werden kann, dass ein Mitarbeiter/eine Mitarbeiterin anwesend ist. In 311 (18 %) Einrichtungen erfolgte eine Messung der Temperatur sowohl bei Anlieferung als auch während Ausgabe der Speisen. Die Temperaturmessung unmittelbar vor oder während der Speisenausgabe ist insbesondere in den Fällen erforderlich, bei denen zwischen der Anlieferung und der Ausgabe der Speisen ein längerer Zeitraum liegt (Tab. 7.1.1a).

Als Korrekturmaßnahme bei Abweichungen von der erforderlichen Heißhalttemperatur erfolgte in der Mehrzahl (67 %) der Essenausgabestellen eine Nacherhitzung der Speisen. Weitere Maßnahmen betrafen die Information (55 %) sowie die Rückführung der Speisen (15 %) an den Hersteller. In etwa einem Drittel (37 %) der Essenausgabestellen wurden bei Temperaturabweichungen mehrere Maßnahmen veranlasst.

Bei der Mehrzahl der Verstöße (547) erfolgte eine Belehrung der Mitarbeiter durch die zuständige Behörde. In 43 (3 %) der Fälle wurden Verwarnungen ausgesprochen. Zur Gefahrenabwehr mussten in 15 (1 %) Fällen schriftliche Verfügungen erlassen werden. In 2 Fällen wurden Bußgeldverfahren eingeleitet (Tab. 7.1.1c).

7.1.4 Schlussfolgerungen

Die Ergebnisse dieses Programms zeigen, dass das behandelte Thema im Rahmen der amtlichen Kontrolle verstärkt berücksichtigt werden sollte.

7.2 Überwachung von Lieferserviceunternehmen

Dr. Regina Denzler und Dr. Axel Jüngling, LGL, Erlangen

7.2.1 Ausgangssituation

Bei der routinemäßigen Überprüfung diverser Lieferserviceunternehmen gab es in den letzten Jahren immer wieder Auffälligkeiten bezüglich der Nichteinhaltung von Hygieneanforderungen speziell im produktionstechnischen Bereich.

Problematisch bei der ausgewählten Betriebskategorie sind oftmals räumlich beengte Verhältnisse, fehlendes Fachpersonal sowie unzureichendes Temperatur- und Reinigungsmanagement. Diese Erschwernisse können in der Summe zur unhygienischen Behandlung der in den Betrieben hergestellten Erzeugnisse führen.

7.2.2 Ziel

Mit diesem Programm sollte die Einhaltung von Hygienevorschriften, der allgemeinen Grundsätze der Guten Hygienepraxis (GHP) und des Eigenkontrollsystems bei der Speisenzubereitung und -verteilung im Bereich Lieferservice überprüft und mögliche Schwachstellen gezielt ermittelt werden. Aus den Ergebnissen sollten gegebenenfalls Optimierungsmöglichkeiten erarbeiten werden.

7.2.3 Ergebnisse

An diesem Programm beteiligten sich 12 Länder. Insgesamt wurden 575 Heimlieferservicebetriebe kontrolliert. Der Schwerpunkt lag dabei auf einer Überprüfung der Einhaltung von Hygienevorschriften, allgemeiner GHP-Grundsätze und des Eigenkontrollsystems. Die Beurteilung der einzelnen Kontrollbereiche in den Betrieben erfolgte nach „Schulnoten" und ermöglichte eine Einstufung von „sehr gut" (1) über „gut" (2), „befriedigend" (3) bis hin zu „ausreichend" (4) resp. „nicht ausreichend" (5).

Bei den Lieferserviceunternehmen ist insgesamt ein prinzipiell gut bewerteter Gesamteindruck in allen Kontrollbereichen hervorzuheben. Hiervon abweichend sind lediglich die Bereiche Schädlingsbekämpfung (2,5) und HACCP (2,9). Dies führte dazu, dass als Maßnahmen überwiegend Beratungen durchgeführt wurden. Schriftliche Verwarnungen wurden lediglich in 35 Fällen (6 %) veranlasst. Schriftliche Verfügungen (23 Fälle, 4 %) und Bußgeldverfahren (14 Fälle, 2,4 %) waren noch seltener (Tab. 7.2.1).

Tab. 7.2.1 Getroffene Maßnahmen

Gesamtzahl kontrollierte Betriebe	Maßnahmen						
	keine	Beratung	mündliche Verwarnung	schriftliche Verwarnung	schriftliche Verfügung	Bußgeldverfahren eingeleitet	Strafverfahren eingeleitet
575	174	263	92	35	23	14	1

Tab. 7.2.2 Ergebnisse der Kontrolle von Lieferserviceunternehmen

durchschnittliche Bewertung der 575 kontrollierten Betriebe (Noten 1 bis 5, „sehr gut" bis „nicht ausreichend")								
1. Wareneingangskontrolle	2. Räume, in denen Lebensmittel zubereitet, behandelt oder verarbeitet werden		3. Ausstattung		4. Gegenstände, Ausrüstung		5. Kühllagerung	6. Trockenlagerbereich
	baulicher Zustand	allg. Hygiene	baulicher Zustand	allg. Hygiene	Instandhaltung	allg. Hygiene		
2,13	2,23	2,08	2,09	1,97	1,77	1,84	1,99	1,99

Tab. 7.2.2 *Fortsetzung*

durchschnittliche Bewertung der 575 kontrollierten Betriebe								
7. Produktion	8. Verteilung/ Transport	9. Umgang mit Abfällen und Speiseresten	10. Reinigung und Desinfektion	11. Personalhygiene	12. Personalschulung	13. Schädlingsbekämpfung	14. HACCP	15. Kennzeichnung bzgl. Verwendung von Imitaten
1,94	2,13	2,16	2,23	2,09	2,25	2,50	2,87	1,66

Geringfügig abweichend von dem guten Gesamteindruck waren der bauliche Zustand in Räumen, in denen die Lebensmittel verarbeitet werden, sowie der Bereich der Reinigung und Desinfektion und die Personalschulung (Tab. 7.2.2).

Somit ist bei zukünftigen Kontrollen von Lieferserviceunternehmen ein besonderes Augenmerk auf den Bereich der Eigenkontrollen (Schädlingsbekämpfung, Reinigung und Desinfektion) sowie den Stand der Personalschulung und der HACCP-Dokumentation zu legen. Die produktionsnahen Bereiche sind im Allgemeinen gut.

7.2.4 Schlussfolgerungen

Die Ergebnisse dieses Programms zeigen, dass eine stichprobenartige Kontrolle im Rahmen der Routineüberwachung ausreichend ist.

7.3 Überprüfung der Einhaltung der Produkttemperatur von Räucherlachsprodukten in Kühleinrichtungen und der betrieblichen Temperaturmessverfahren

Bernd Meyer, Landkreis Verden

7.3.1 Ausgangssituation

Räucherlachsprodukte sind verzehrfertige Lebensmittel. Für derartige Lebensmittel müssen die mikrobiologischen Kriterien der Verordnung (EG) Nr. 2073/2005, insbesondere die Lebensmittelsicherheitskriterien, bis zum angegebenen Verbrauchsdatum eingehalten werden. Hierbei ist die Einhaltung der vom Lebensmittelhersteller angegebenen Produkttemperatur bis zum angegebenen Verbrauchsdatum (bei +7 °C zu verbrauchen bis …) ein wichtiges Kriterium für die Lebensmittelsicherheit und für die Produkteigenschaften der Räucherlachsprodukte.

Die betrieblichen Vorgehensweisen für eine Temperaturerfassung und somit die Nachvollziehbarkeit des Temperaturgeschehens in den Kühleinrichtungen werden entlang der Kühlkette nicht immer im erforderlichen Umfang risikoorientiert durchgeführt, beschrieben und dokumentiert. Temperaturmessverfahren für rechtskonforme Temperaturerfassungen liegen nicht immer vor.

Hintergründe und eine Analyse zum Thema Einhaltung gesetzlicher Kühltemperaturen und Anwendung eines Temperaturmessverfahrens finden sich in der Zeitschrift „Amtstierärztlicher Dienst und Lebensmittelkontrolle". Messergebnisse der amtlichen Kontrolle und der Lebensmittelwirtschaft sind aufgrund unterschiedlicher Temperaturmessverfahren häufig nicht vergleichbar.

Derzeit wird seitens der Lebensmittelwirtschaft meistens nur einmal am Tag punktuell die Lagertemperatur (Lufttemperatur) in Kühleinrichtungen im Bereich der Temperaturfühler für die Temperaturanzeige(n) erfasst und dokumentiert. Bei Wareneingangskontrollen werden noch Kontakttemperaturen (Produktoberfläche) mit Infrarotthermometern oder Thermometern mit Temperaturlanze (Einstechfühler) gemessen. Temperaturfühler sind oft in nicht dafür geeigneten Bereichen der Kühleinrichtung installiert. In den Lebensmittelunternehmen sind Temperaturkontrollen und Temperaturdokumentationen in den betrieblichen Eigenkontrollsystemen beschrieben.

7.3.2 Ziel

Mit diesem Programm sollten nach einheitlichen Vorgaben Daten erhoben werden, die einen bundesweiten Überblick über die Einhaltung von Produkttemperaturen bei Räucherlachsprodukten im Lebensmitteleinzelhandel (einschließlich Verkaufsstellen im Handwerk und auf Wochenmärkten/Reisegewerbe) liefert. Ergänzend sollten das HACCP-Konzept für die Einhaltung der Produkttemperatur, die sachgerechte Einweisung des Personals über den Umgang mit Thermometern, die tatsächlich verwendete Temperaturmessmethode und die Temperaturart überprüft werden. Die Summe aller ermittelten Daten sollte eine ganzheitliche Betrachtung der Kühlkette in den überprüften Betriebsarten ermöglichen.

7.3.3 Ergebnisse

An diesem Programm beteiligten sich 11 Länder, insgesamt wurden 903 Betriebe (Lebensmitteleinzelhandel sowie Verkaufsstellen im Handwerk, auf Wochenmärkten und im Reisegewerbe) kontrolliert. Der Schwerpunkt der Kontrollen lag im Lebensmitteleinzelhandel (857 Betriebe).

Gemäß den Programmvorgaben wurde die Einhaltung der Produkttemperatur von Räucherlachsprodukten in Kühleinrichtungen überprüft. Ergänzend wurden hierzu die verwendeten Temperaturmessverfahren – gemäß der betrieblichen Eigenkontrollsysteme – ermittelt und dahin gehend bewertet, ob die betrieblichen Temperaturkontrollen die tatsächlichen Produkttemperaturen gemäß Nr. 3.3 der DIN 10508 Lebensmittelhygiene – Temperaturen für Lebensmittel (DIN 10508), in den Kühleinrichtungen erfassen können oder ob nur die Lagerungstemperatur abgelesen und/oder gemessen wird.

Nach den Programmvorgaben wurde überprüft, ob praxisbezogene Einweisungen für das verantwortliche Betriebspersonal für eine sachgerechte Vorgehensweise bei einer Temperaturmessung und über den richtigen Umgang mit den Thermometern durchgeführt werden.

In 146 (16 %) der überprüften Betriebe wurde die Lagertemperatur direkt am Produkt nicht eingehalten und in 188 Betrieben (21 %) wurden Abweichungen zwischen Lagertemperatur und Produkttemperatur festgestellt.

In 334 Betrieben wurden Temperaturabweichungen bei der Produkttemperatur festgestellt. Somit waren in 37 % der kontrollierten Betriebe die Kühlkette unterbrochen, die richtigen Kühltemperaturen nicht eingehalten und damit die Aufrechterhaltung der Kühlkette nicht erfüllt.

In 144 Betrieben (16 %) waren die HACCP-Konzepte mangelhaft. Produkttemperaturmessungen beim Wareneingang und in den Kühleinrichtungen waren jeweils in 362 Betrieben (40 %) mangelhaft. Bei der Einweisung des Personals im Umgang mit Thermometern wurden in 396 Betrieben (44 %) Mängel festgestellt, bei der Messmethode lag die Mängelquote bei 42 % (378 Betriebe).

Lufttemperaturmessungen wurden in 70 % der Betriebe (634) und Oberflächentemperaturmessungen in 44 % der Betriebe (395) als Nachweis der Lagertemperatur vorgenommen. Zu den Lagertemperaturkontrollen wurden in 8 % der Betriebe (75) keine Aufzeichnungen vorgefunden, und in 4 % der Betriebe (35) wurde die Kontrollfrequenz bemängelt.

Die ermittelten Daten (Tab. 7.3.1) belegen nicht rechtskonforme Temperaturmessungen, die das tatsächliche Temperaturgeschehen in Verkaufskühlmöbeln nicht korrekt erfassen können. Weiterhin sind sie ein Indiz dafür, dass mit den verwendeten Temperaturmessverfahren (Temperaturart: Lagertemperatur) die Unterbrechung der Kühlkette nicht sicher festgestellt werden kann.

7.3.4 Schlussfolgerungen

Die Ergebnisse dieses Programms zeigen, dass das hier behandelte Thema im Rahmen der amtlichen Kontrolle verstärkt berücksichtigt werden sollte.

Tab. 7.3.1 Überprüfung der Kühleinrichtungen und der betrieblichen Temperaturmessverfahren bei Räucherlachsprodukten (Gesamtzahl der Betriebe: 903)

Prüfergebnis	Anzahl	Prozent-anteil
fehlende schriftliche Einweisung in die Messmethode u. Umgang mit Thermometer	360	40 %
Nichterfassung der Produkttemperatur in Kühleinrichtungen	358	40 %
Nichterfassung der Produkttemperatur beim Wareneingang	362	40 %
HACCP-Konzept mangelhaft	144	16 %
Nichteinhaltung der Produkttemperatur (Temperaturüberschreitungen)	188	21 %
Nichteinhaltung der Lagertemperatur direkt am Produkt (Temperaturüberschreitungen)	146	16 %
Mängel bei der betrieblichen Temperaturkontrolle (nicht angemessene Kontrollfrequenz (mindestens 1 x täglich)	35	4,0 %
Mängel bei der betrieblichen Temperaturkontrolle (keine schriftlichen Aufzeichnungen über Temperaturkontrollen	75	8,3 %
betriebliche Messung der Lagertemperatur mittels Oberflächentemperatur (Mehrfachnennungen möglich)	395	44 %
betriebliche Messung der Lagertemperatur mittels Lufttemperatur (Mehrfachnennungen möglich)	634	70 %

7.3.5 Literatur

Amtstierärztlicher Dienst und Lebensmittelkontrolle, 20. Jahrgang – 2/2013, S. 83–87 DIN 2012: DIN 10508 Lebensmittelhygiene – Temperaturen für Lebensmittel, Beuth Berlin

7.4 Temperaturüberwachung in Transportfahrzeugen für kühlpflichtige Lebensmittel

Gisela Seelbach und Kirsten Kähne, Ennepe-Ruhr-Kreis, Schwelm

7.4.1 Ausgangssituation

Beim Transport von kühlpflichtigen Lebensmitteln ist es wichtig, dass die Kühlkette nicht unterbrochen wird. Es ist insofern erforderlich sicherzustellen, dass die Fahrzeuge entsprechend ausgestattet sind, das Personal geschult ist und im Rahmen der Eigenkontrollen eine Temperaturüberwachung mittels Thermometer und/oder Datenlogger möglich ist.

7.4.2 Ziel

Mit diesem Programm sollte überprüft werden, inwieweit Kühlketten keine Unterbrechungen aufweisen. Die Kontrollen sollten auf Transportfahrzeuge und auf Lebensmittel, die keine Tiefkühlware sind, beschränkt werden. Insbesondere sollten die vorherrschenden Temperaturen im Kühlfahrzeug/Transportbehälter und die Sachkunde des Fahrers überprüft werden.

7.4.3 Ergebnisse

An diesem Programm beteiligten sich 13 Länder. Insgesamt wurden 923 Lkw, 305 Marktanhänger und 222 Kühlanhänger kontrolliert.

Mit 34 % war die Beanstandungsquote bei den Marktanhängern am höchsten, bei den Lkw sind 29 % und bei den Kühlanhängern 24 % beanstandet worden (Tab. 7.4.3).

Bei den beanstandeten Lkw-Kontrollen sind in 22 % der Kontrollen schriftliche Maßnahmen ergriffen worden, bei den Marktanhängern in 14,4 % und bei den Kühlanhängern in 17 % der Kontrollen (Tab. 7.4.3).

Bei insgesamt 1.450 Kontrollen waren den jeweiligen Fahrern in 12,6 % der Kontrollen die vorgeschriebenen Temperaturen nicht bekannt (Tab. 7.4.3).

Insgesamt betrachtet lag die Beanstandungsquote bei Transportfahrzeugen von kühlpflichtigen Lebensmitteln bei knapp 29 %.

Bei 1.450 überprüften Fahrzeugen waren 1.137 mit Innenthermometern (Tab. 7.4.1) und/oder 491 mit Temperaturschreibern/Datenloggern (Tab. 7.4.2) ausgestattet.

In 3,2 % der kontrollierten Fahrzeuge mit Innenthermometer wiesen die Temperaturen eine Abweichung von mehr als 5 °C auf (Tab. 7.4.1). Bei den Fahrzeugen mit Temperaturschreibern/Datenlogger in 2,6 % der Fälle (Tab. 7.4.2).

7.4.4 Schlussfolgerungen

Die Ergebnisse dieses Programms zeigen, dass das hier behandelte Thema im Rahmen der amtlichen Kontrolle verstärkt berücksichtigt werden sollte.

Tab. 7.4.1   Ergebnisse der amtlichen Temperaturmessungen bei Fahrzeugen mit Innenthermometer

Fahrzeugart	Gesamtzahl der kontrollierten Fahrzeuge	Anzahl der kontrollierten Fahrzeuge mit Innenthermometer	Anzahl der Fahrzeuge mit Innenthermometer mit Abweichungen zur amtlichen Temperaturmessung			
			keine Abweichung	Abweichung $\leq 2{,}5\,°C$	Abweichung $> 2{,}5\,°C - 5\,°C$	Abweichung $> 5\,°C$
Lkw	923	672	527	82	42	21
Kühlanhänger	222	197	175	13	2	7
Marktwagen	305	268	211	37	12	8
Summe	**1.450**	**1.137**	**913**	**132**	**56**	**36**

Tab. 7.4.2   Ergebnisse der amtlichen Temperaturmessungen bei Fahrzeugen mit Temperaturschreibern/Datenloggern

Fahrzeugart	Gesamtzahl der kontrollierten Fahrzeuge	Anzahl der kontrollierten Fahrzeuge mit Temperaturschreibern/Datenloggern	Anzahl der Fahrzeuge mit Temperaturschreibern/Datenloggern mit Abweichungen zur amtlichen Temperaturmessung			
			keine Abweichung	Abweichung $\leq 2{,}5\,°C$	Abweichung $> 2{,}5\,°C - 5\,°C$	Abweichung $> 5\,°C$
Lkw	923	417	355	40	12	10
Kühlanhänger	222	53	44	4	2	3
Marktwagen	305	21	19	2	0	0
Summe	**1.450**	**491**	**418**	**46**	**14**	**13**

Tab. 7.4.3   Ergebnisse der Kontrollen hinsichtlich der Überprüfung der Temperatur von Transportfahrzeugen für kühlpflichtige Lebensmittel

Fahrzeugart	Gesamtzahl der kontrollierten Fahrzeuge	Anzahl der Fahrzeuge deren Fahrer die einzuhaltenden Temperaturen nicht bekannt sind	getroffene Maßnahme						
			keine	Beratung	mündliche Verwarnung	schriftliche Verwarnung	schriftliche Verfügung	Bußgeldverfahren eingeleitet	Strafverfahren eingeleitet
Lkw	923	127	659	106	99	31	5	22	1
Kühlanhänger	222	23	168	22	23	3	0	6	0
Marktwagen	305	33	201	47	42	8	3	4	0
Summe	**1.450**	**183**	**1.002**	**175**	**164**	**42**	**8**	**32**	**1**

7.5   Überprüfung des Hygienemanagements der Herstellung und Verteilung von Speisen in Altenheimen

Kerstin Schäper, LANUV, Recklinghausen

7.5.1   Ausgangssituation

Der hygienische Umgang mit Lebensmitteln, die Einhaltung von Temperaturerfordernissen, die Reinigung und Desinfektion, die Schädlingsbekämpfung und eine gute Personalhygiene sind die Grundvoraussetzungen für die Kontrolle von mikrobiologischen Risiken in der Gemeinschaftsverpflegung. Einrichtungen der Gemeinschaftsverpflegung, die besonders empfindliche Personengruppen wie alte und immunsupprimierte Verbraucher verköstigen, sollten darüber hinaus spezifische Risiken beachten.

Neben der Vermeidung der Abgabe bestimmter, besonders riskanter Lebensmittel liegt ein Schwerpunkt der Managementmaßnahmen auf der Vermeidung von Kreuzkontaminationen in der Küche.

7.5.2   Ziel

Mit diesem koordinierten Programm sollte das Hygienemanagement bei der Herstellung und Verteilung von Speisen in Altenheimen bundesweit überprüft werden. Dabei sollten folgende Bereiche kontrolliert und nach Schulnotensystem bewertet werden: die Warenannahme, die Lagerung der Zutaten/Rohstoffe, die Vor- und Zubereitung der Produkte, die Verteilung/ggf. der Transport der zubereiteten Speisen, die Einhaltung der Ausgabetemperaturen sowie das Vorhandensein von Rückstellproben. Aber auch der Spülbereich, die Reinigung und Desinfektion des Küchenbereiches (inklusive Spülmaschinen), der Umgang mit Abfällen und Speiseresten sowie die Schädlingsbekämpfung standen im Fokus dieses Programms. Weitere wichtige Aspekte im Zusammenhang mit dem Hygienemanagement sind die Personalhygiene, die Personalschulungen sowie ein aktuelles und „gelebtes" HACCP-Konzept. Neben der praktischen Umsetzung sollte auch die Dokumentation überprüft werden.

7.5.3   Ergebnisse

An diesem Programm beteiligten sich 14 Länder mit insgesamt 1.069 Betriebskontrollen. Davon entfielen 246 Kontrollen (23 %) auf zertifizierte und 823 auf nicht zertifizierte Einrichtungen (77 %). Für die Auswertung wurden die kontrollierten Betriebsstätten nach der Anzahl der Essensportionen differenziert.

363 Kontrollen (34 %) fanden in kleinen Einrichtungen mit einer Speisenproduktion bis 100 Portionen täglich, 523 Kontrollen (48,9 %) in mittelgroßen Einrichtungen mit einer Speisenproduktion von 101 – 299 Portionen und 183 (17,1 %) in großen Einrichtungen mit einer Speisenmenge von über 300 Portionen am Tag statt (Tab. 7.5.1).

Die kleinen Einrichtungen beschäftigen meist bis zu 5, mittlere meist 6 bis 10 und die großen Einrichtungen meist mehr als 10 Beschäftigte. Festzustellen ist, dass der prozentuale Anteil der ausgebildeten Fachkräfte mit steigender Mitarbeiterzahl in den Einrichtungen sinkt. Verstärkt wird das Küchenpersonal offensichtlich zumeist mit angelernten Kräften (Tab. 7.5.1).

Aus Tabelle 7.5.2 lässt sich ablesen, dass von den 4 gängigen Speisenproduktionsverfahren überwiegend das „Cook & Serve"- (616) sowie das „Cook & Hold"-Verfahren (488) verwendet wurden. Etwas weniger als die Hälfte (45,5 %) der Betriebsstätten stellt zusätzlich zu den Spei-

Tab. 7.5.1   Eckdaten der kontrollierten Einrichtungen differenziert nach Essensportionen

Anzahl der Portionen der Einrichtung	Anzahl kontrollierter Einrichtungen	Anzahl der Einrichtungen mit: (davon durchschnittlich x % ausgebildet)			Anzahl zertifizierter Einrichtungen
		≤ 5 MA[a]	6 – 10 MA	> 10 MA	
Einrichtung mit ≤ 100 Portionen täglich	363	159 (50 %)	157 (44 %)	47 (29 %)	65
Einrichtung mit 101 – 299 Portionen täglich	523	66 (59 %)	252 (44 %)	205 (32 %)	124
Einrichtung mit ≥ 300 Portionen täglich	183	4 (42 %)	54 (48 %)	125 (32 %)	57
Gesamt	**1.069**				**246**

[a] MA = Mitarbeiter

Tab. 7.5.2 Verwendete Systeme der Speisenproduktion in Altenheimen und Speisenherstellung für externe Einrichtungen

Anzahl der Portionen der Einrichtung	Anzahl kontrollierter Einrichtungen	Anzahl der Einrichtungen mit folgenden Systemen der Speisenproduktion				Anzahl der Einrichtungen mit Speisenherstellung auch für externe Einrichtungen
		Cook & Freeze	Cook & Chill	Cook & Hold	Cook & Serve	
Einrichtung mit ≤ 100 Portionen täglich	363	20	26	127	216	69
Einrichtung mit 101 – 299 Portionen täglich	523	7	26	257	304	272
Einrichtung mit ≥ 300 Portionen täglich	183	2	26	104	96	145
Gesamt	**1.069**	**29**	**78**	**488**	**616**	**486**

Tab. 7.5.3 Gesamteindruck der kontrollierten Küchen und getroffene Maßnahmen bei Verstößen

Anzahl der Portionen der Einrichtung	Anzahl der Einrichtungen, bei denen die spezifischen Anforderungen nicht erfüllt waren	Gesamteindruck (Durchschnitt) (1 = „sehr gut" bis 5 = „mangelhaft")		Anzahl der getroffenen Maßnahme						
		bauliche und technische Ausstattung der Küche	Instandhaltung der Küche	keine	Belehrung	mündliche Verwarnung	schriftliche Verwarnung	schriftliche Verfügung	Bußgeldverfahren eingeleitet	Strafverfahren eingeleitet
Einrichtung mit ≤ 100 Portionen täglich	4	2,0	1,8	133	187	24	14	9	2	0
Einrichtung mit 101 – 299 Portionen täglich	3	2,0	1,9	192	258	28	16	18	0	0
Einrichtung mit ≥ 300 Portionen täglich	0	1,9	1,9	66	100	4	5	4	3	0
Gesamt	**7**	**2,0**	**1,9**	**427**	**545**	**56**	**35**	**31**	**5**	**0**

sen für die Heimbewohner Speisen für externe Einrichtungen wie Essen auf Rädern, andere Pflegeheime und Kitas her.

Bei 4 kleinen und 3 mittelgroßen Einrichtungen waren die spezifischen Anforderungen nach der DIN 10506 für besonders empfindliche Personengruppen (z. B. Vermeidung der Abgabe bestimmter, besonders riskanter Lebensmittel) sowie die Vorgaben der Tier-LMHV nicht ausreichend erfüllt.

Der Gesamteindruck hinsichtlich der baulichen und technischen Ausstattung sowie der Instandhaltung der Altenheimküchen unabhängig von der produzierten Speisenmenge wurde durchschnittlich mit „gut" beurteilt.

Hinsichtlich der Bewertung des Zustandes der einzelnen Kontrollbereiche (Tab. 7.5.4 und 7.5.5) ist festzustellen, dass sich die Beurteilung der einzelnen Kontrollbereiche sowohl bei den zertifizierten als auch bei den nicht-zertifizierten Betrieben im besseren Drittel der Schulnotenskala befindet.

Bezüglich der Beurteilung einzelner Kontrollbereiche gab es zwischen den kleinen, mittelgroßen und großen nicht zertifizierten Einrichtungen untereinander nur minimale Abweichungen. Ein ähnliches Bild zeigte sich auch beim Vergleich der zertifizierten Einrichtungen miteinander.

Im Vergleich zwischen zertifizierten Betrieben und nicht-zertifizierten Betrieben erhielten jedoch die zertifizierten Einrichtungen eine bessere Beurteilung. Vor allem bei den Kontrollbereichen „HACCP" und „Rückstellproben" wird dies deutlich. Lediglich im Bereich „Vor- und Zubereitung" wurde die Umsetzung der Anforderungen annähernd gleich beurteilt. Weitere Einzelheiten sind den Tabellen 7.5.4 und 7.5.5 zu entnehmen. Grundsätzlich bestehen auch hier noch Verbesserungsmöglichkeiten.

Tab. 7.5.4   Durchschnittliche Bewertung des Zustandes der einzelnen Kontrollbereiche in Altenheimen (<u>nicht</u> zertifiziert)

Kontrollbereiche	durchschnittliche Bewertung des Zustandes der einzelnen Kontrollbereiche (1 = „sehr gut" bis 5 = „mangelhaft")		
	Einrichtung mit ≤ 100 Portionen täglich	Einrichtung mit 101 – 299 Portionen täglich	Einrichtung mit ≥ 300 Portionen täglich
Warenannahme	1,8	1,7	1,7
Lagerung	1,6	1,5	1,5
Vor- und Zubereitung	2,0	1,9	2,0
Verteilung/Temperatur	1,7	1,5	1,5
Spülbereich	1,9	1,7	1,7
Reinigung und Desinfektion	2,0	1,9	2,0
Umgang mit Abfällen und Speiseresten	1,7	1,6	1,6
Schädlingsbekämpfung	1,9	1,6	1,8
Rückstellproben	1,6	1,2	1,3
Personalhygiene	1,5	1,4	1,4
Personalschulung	1,6	1,5	1,6
HACCP-Konzept	2,3	2,1	2,2

Tab. 7.5.5   Durchschnittliche Bewertung des Zustandes der einzelnen Kontrollbereiche in Altenheimen (zertifiziert)

Kontrollbereiche	durchschnittliche Bewertung des Zustandes der einzelnen Kontrollbereiche (1 = „sehr gut" bis 5 = „mangelhaft")		
	Einrichtung mit ≤ 100 Portionen täglich	Einrichtung mit 101 – 299 Portionen täglich	Einrichtung mit ≥ 300 Portionen täglich
Warenannahme	1,5	1,6	1,5
Lagerung	1,3	1,4	1,3
Vor und Zubereitung	2,0	2,0	1,8
Verteilung/Temperatur	1,4	1,5	1,4
Spülbereich	1,7	1,7	1,5
Reinigung und Desinfektion	1,8	1,8	1,7
Umgang mit Abfällen und Speiseresten	1,4	1,5	1,5
Schädlingsbekämpfung	1,5	1,3	1,3
Rückstellproben	1,1	1,2	1,2
Personalhygiene	1,2	1,4	1,3
Personalschulung	1,3	1,4	1,4
HACCP-Konzept	1,6	1,8	1,5

Insgesamt wurden bei 642 Einrichtungen (60 %) leichte bis schwere Mängel festgestellt, sodass Maßnahmen ergriffen wurden.

Größtenteils war nur eine Belehrung (84,9 %) erforderlich. In 56 Fällen erfolgte eine mündliche und in 35 Fällen eine schriftliche Verwarnung. 5 Bußgeldverfahren wurden eingeleitet. Teilweise wurden einzelne Maßnahmen auch kombiniert (Tab. 7.5.3).

7.5.4   Schlussfolgerungen

Die Ergebnisse dieses Programms zeigen, dass das hier behandelte Thema im Rahmen der amtlichen Kontrolle verstärkt berücksichtigt werden sollte.

7.5.5   Literatur

DIN (2012): DIN 10506 Lebensmittelhygiene – Gemeinschaftsverpflegung. Beuth, Berlin
DIN (2012): DIN 10508 Lebensmittelhygiene – Temperaturen für Lebensmittel. Beuth, Berlin
DIN (2013): DIN 10510 Lebensmittelhygiene – Gewerbliches Geschirr-
spülen mit Mehrtank-Transportgeschirrspülmaschinen – Hygienische Anforderungen, Verfahrensprüfung. Beuth, Berlin
DIN (1999): DIN 10511 Lebensmittelhygiene – Gewerbliches Gläserspü-
len mit Gläserspülmaschinen. Beuth, Berlin
DIN (2008): DIN 10512 Lebensmittelhygiene – Gewerbliches Geschirr-
spülen mit Eintank-Geschirrspülmaschinen. Beuth, Berlin
DIN (2010): DIN 10526 Lebensmittelhygiene – Rückstellproben in der
Gemeinschaftsverpflegung. Beuth, Berlin

AVV RÜb — Allgemeine Verwaltungsvorschrift über Grundsätze zur Durchführung der amtlichen Überwachung der Einhaltung lebensmittelrechtlicher, weinrechtlicher, futtermittelrechtlicher und tabakrechtlicher Vorschriften (AVV Rahmen-Überwachung) vom 3. Juni 2008. GMBl. Nr. 22, S. 426, zuletzt geändert durch Verwaltungsvorschrift vom 14. August 2013 (BAnz AT 20.08.2013 B2)

LFGB — Lebensmittel-, Bedarfsgegenstände- und Futtermittelgesetzbuch (Lebensmittel- und Futtermittelgesetzbuch) in der Fassung der Bekanntmachung vom 3. Juni 2013 (BGBl. I S. 2205), zuletzt geändert durch Artikel 1 der Verordnung vom 28. Mai 2014 (BGBl. I, S. 698)

LMKV — Verordnung über die Kennzeichnung von Lebensmitteln (Lebensmittel- Kennzeichnungsverordnung) in der Fassung der Bekanntmachung vom 15. Dezember 1999 (BGBl. I S. 2464), zuletzt geändert durch Artikel 2 der Verordnung vom 25. Februar 2014 (BGBl. I, S. 218)

MTV — Verordnung über natürliches Mineralwasser, Quellwasser und Tafelwasser (Mineral- und Tafelwasser-Verordnung) vom 1. August 1984 (BGBl. I, S. 1036), zuletzt geändert durch Artikel 1 der Verordnung vom 1. Dezember 2006 (BGBl. I, S. 2762)

Tier-LMHV — Verordnung über Anforderungen an die Hygiene beim Herstellen, Behandeln und Inverkehrbringen von bestimmten Lebensmitteln tierischen Ursprungs (Tierische Lebensmittel-Hygieneverordnung) vom 8. August 2007 (BGBl. I, S. 1816, 1828), zuletzt geändert durch Art. 1 der Verordnung vom 10. November 2011 (BGBl. I, S. 2233)

TrinkwV 2001 — Trinkwasserverordnung in der Fassung der Bekanntmachung vom 2. August 2013 (BGBl. I S. 2977), zuletzt geändert durch Artikel 5 Absatz 22 des Gesetzes vom 7. August 2013 (BGBl. I, S. 3154)

ZZulV — Verordnung über die Zulassung von Zusatzstoffen zu Lebensmitteln zu technologischen Zwecken (Zusatzstoff-Zulassungsverordnung – ZZulV) vom 29. Januar 1998 (BGBl. I S. 230), zuletzt geändert durch Art. 3 der Verordnung vom 21. Mai 2012 (BGBl. I, S. 1201)

EU Gesetzgebung

Verordnungen

Verordnung (EG) Nr. 178/2002 des Europäischen Parlaments und des Rates vom 28. Januar 2002 zur Festlegung der allgemeinen Grundsätze und Anforderungen des Lebensmittelrechts, zur Errichtung der Europäischen Behörde für Lebensmittelsicherheit und zur Festlegung von Verfahren zur Lebensmittelsicherheit. ABl. L 31 vom 1.2.2002, S. 1, zuletzt geändert durch Verordnung (EG) Nr. 596/2009 des Europäischen Parlaments und des Rates vom 18. Juni 2009. ABl. L 188 vom 18.7.2009, S. 14.

Verordnung (EG) Nr. 852/2004 des Europäischen Parlaments und des Rates vom 29. April 2004 über Lebensmittelhygiene. ABl. L 139 vom 30.4.2004, S. 1, zuletzt geändert durch Verordnung (EG) Nr. 219/2009 des Europäischen Parlaments und des Rates vom 11. März 2009. ABl. L 87 vom 31.3.2009, S. 109.

Verordnung (EG) Nr. 853/2004 des Europäischen Parlaments und des Rates vom 29. April 2004 mit spezi-

Berichte zur Lebensmittelsicherheit 2013, DOI 10.1007/978-3-319-12209-0_8,
© Bundesamt für Verbraucherschutz und Lebensmittelsicherheit (BVL) 2015

fischen Hygienevorschriften für Lebensmittel tierischen Ursprungs. ABL. L 139 vom 30.4.2004, S. 55, zuletzt geändert durch Verordnung (EU) Nr. 218/2014 der Kommission vom 7. März 2014. ABl. L 69 vom 8.3.2014, S. 95.

Verordnung (EG) Nr. 2073/2005 der Kommission vom 15. November 2005 über mikrobiologische Kriterien für Lebensmittel. ABl. L 338 vom 22.12.2005, S. 1, zuletzt geändert durch Verordnung (EU) Nr. 217/2014 der Kommission vom 7. März 2014. ABl. L 69 vom 8.3.2014, S. 93.

Verordnung (EG) Nr. 1881/2006 der Kommission vom 19. Dezember 2006 zur Festsetzung der Höchstgehalte für bestimmte Kontaminanten in Lebensmitteln. ABl. L 364 vom 20.12.2006, S. 5, zuletzt geändert durch Verordnung (EU) Nr. 212/2014 der Kommission vom 6. März 2014. ABl. L 67 vom 7.3.2014, S. 3.

Verordnung (EG) 1333/2008 des Europäischen Parlaments und des Rates vom 16. Dezember 2008 über Lebensmittelzusatzstoffe. ABl. L 354 vom 31.12.2008, S. 16, zuletzt geändert Verordnung (EU) Nr. 298/2014 der Kommission vom 21. März 2014. ABl. L 89 vom 25.3.2014, S. 36.

Verordnung (EG) Nr. 1223/2009 des Europäischen Parlaments und des Rates vom 30. November 2009 über kosmetische Mittel. ABl. L 342 vom 22.12.2009, S. 59, zuletzt geändert durch Verordnung (EU) Nr. 1197/2013 der Kommission vom 25. November 2013. ABl. L 315 vom 26.11.2013, S. 34.

Verordnung (EU) Nr. 1169/2011 des Europäischen Parlaments und des Rates vom 25. Oktober 2011 betreffend die Information der Verbraucher über Lebensmittel (ABl. L 304, S. 18), zuletzt geändert durch Art. 1 ÄndDel. Verordnung (EU) 78/2014 der Kommission vom 22. November 2013. ABl. 2014 Nr. L 27, S. 7.

Verordnung (EU) Nr. 1259/2011 der Kommission vom 2. Dezember 2011 zur Änderung der Verordnung (EG) Nr. 1881/2006 hinsichtlich der Höchstgehalte für Dioxine, dioxinähnliche PCB und nicht dioxinähnliche PCB in Lebensmitteln. L 320 vom 3.12.2011, S. 18–23

Verordnung (EU) Nr. 252/2012 der Kommission vom 21. März 2012 zur Festlegung der Probenahmeverfahren und Analysenmethoden für die amtliche Kontrolle der Gehalte an Dioxinen, dioxinähnlichen PCB und nicht dioxinähnliche PCB in bestimmten Lebensmitteln sowie zur Aufhebung der Verordnung (EG) Nr. 1883/2006. L 84 vom 23.3.2012, S. 1–22

Richtlinien

Richtlinie 2009/48/EG des Europäischen Parlaments und des Rates vom 18. Juni 2009 über die Sicherheit von Spielzeug, ABl. L 170 vom 30.6.2009, S. 1, zuletzt geändert durch Verordnung (EU) Nr. 681/2013 der Kommission vom 17. Juli 2013. ABl. L 195 vom 18.7.2013, S. 16ff

ADI (Acceptable Daily Intake)

ADI steht für „Acceptable Daily Intake" (duldbare tägliche Aufnahmemenge) und gibt die Menge eines Stoffes an, die ein Mensch täglich und ein Leben lang ohne erkennbares gesundheitliches Risiko aufnehmen kann. Eine kurzzeitige Überschreitung des ADI-Wertes durch Rückstände in Lebensmitteln stellt keine Gefährdung der Verbraucher dar, da der ADI-Wert unter Annahme einer täglichen lebenslangen Exposition abgeleitet wird.

ARfD (Akute Referenzdosis)

Die akute Referenzdosis (ARfD) ist definiert als diejenige Substanzmenge, die über die Nahrung innerhalb eines Tages oder mit einer Mahlzeit ohne erkennbares gesundheitliches Risiko für den Menschen aufgenommen werden kann. Sie wird für Stoffe festgelegt, die im ungünstigsten Fall schon bei einmaliger oder kurzzeitiger Aufnahme toxische Wirkungen auslösen können. Ob eine Schädigung der Gesundheit tatsächlich eintreten kann, muss für jeden Einzelfall geprüft werden.

Benzo(a)pyren

Benzo(a)pyren gehört zur Stoffklasse der polycyclischen aromatischen Kohlenwasserstoffe (PAK). Es ist der bekannteste Vertreter und gilt derzeit als Leitsubstanz für PAK. Benzo(a)pyren ist stark krebserzeugend und erbgutschädigend.

Bestimmungsgrenze

Die geringste Menge eines Stoffes, die mengenmäßig eindeutig und sicher bestimmt (quantifiziert) werden kann, wird als „Bestimmungsgrenze" bezeichnet. Sie ist von dem verwendeten Verfahren, den Messgeräten und dem zu untersuchenden Lebensmittel abhängig.

Eigenkontrolle

Die am Lebensmittelverkehr Beteiligten sind im Rahmen ihrer Sorgfaltspflicht und der Bestimmungen zur Produkthaftung zur Eigenkontrolle verpflichtet. Unter Eigenkontrollen werden Befunderhebungen und Konzepte sowohl zur Sicherstellung einer guten Herstellungspraxis und guten Hygienepraxis als auch zur Sicherstellung der gesundheitlichen Unbedenklichkeit der Lebensmittel verstanden.

GHP

„Gute Hygiene Praxis" (GHP): Mit guter Hygienepraxis arbeiten Betriebe, wenn sie bezüglich der Hygiene Verfahren anwenden, die dem anerkannten Stand von Wissenschaft und Technik entsprechen, den rechtlichen Anforderungen genügen und von fachlich geeignetem Personal mit angemessener Sorgfalt durchgeführt werden. Die Beschreibung der guten Hygienepraxis erfolgt in so genannten Leitlinien.

Höchstgehalt/Höchstmenge

Höchstgehalte sind in der Gesetzgebung festgeschriebene, höchstzulässige Mengen für Rückstände und Kontaminanten in oder auf Erzeugnissen, die beim gewerbsmäßigen Inverkehrbringen nicht überschritten werden dürfen. Sie werden sowohl in der EU als auch in Deutschland grundsätzlich nach dem Minimierungsgebot festgesetzt, d. h. so niedrig wie unter den gegebenen Produktionsbedingungen und nach guter landwirtschaftlicher Praxis möglich, aber niemals höher als toxikologisch vertretbar. Bei der Festsetzung von Höchstgehalten werden deshalb in der Regel toxikologische Expositionsgrenzwerte, wie z. B. die duldbare tägliche Aufnahmemenge (Acceptable Daily Intake, ADI) oder die akute Referenzdosis (ARfD) berücksichtigt, die noch Sicherheitsfaktoren – meistens Faktor 100 – beinhalten, sodass bei einer gelegentlichen Überschreitung der Höchstgehalte keine gesundheitliche Gefährdung des Verbrauchers zu erwarten ist. Nichtsdestotrotz sind die Höchstgehalte einzuhalten. Verantwortlich dafür ist in erster Linie der Hersteller/Erzeuger bzw. bei der Einfuhr aus Drittländern der in der EU ansässige Importeur. Die amtliche Lebensmittelüberwachung kontrolliert stichprobenweise das Erzeugnisangebot auf die Einhaltung der Höchstgehalte. Bei Überschreitung eines Höchstgehalts ist das

Berichte zur Lebensmittelsicherheit 2013, DOI 10.1007/978-3-319-12209-0_9,
© Bundesamt für Verbraucherschutz und Lebensmittelsicherheit (BVL) 2015

Produkt nicht verkehrsfähig und darf nicht verkauft werden.

Der gleichbedeutende Begriff Höchstmenge wird in Deutschland noch in verschiedenen Verordnungen, so z. B. in der Rückstands-Höchstmengenverordnung (RHmV) für die rechtliche Regelung von Rückständen von Pflanzenschutzmitteln in und auf Lebensmitteln verwendet.

Median

Der Median ist derjenige Zahlenwert, der die Reihe der nach ihrer Größe geordneten Messwerte halbiert. Das bedeutet, die eine Hälfte der Messwerte liegt unter dem Median, die andere Hälfte darüber. Er entspricht damit dem 50. Perzentil.

Mittelwert

Der Mittelwert ist eine statistische Kennzahl, die zur Charakterisierung von Daten dient. Im vorliegenden Bericht wird ausschließlich der arithmetische Mittelwert benutzt. Er berechnet sich als Summe der Messwerte geteilt durch ihre Anzahl.

Perzentil

Perzentile sind Werte, welche die Reihe der nach ihrer Größe geordneten Messwerte teilen. So ist z. B. das 90. Perzentil der Wert, unter dem 90 % der Messwerte liegen, 10 Prozent hingegen liegen über dem 90. Perzentil.

Polychlorierte Biphenyle (PCB)

Polychlorierte Biphenyle (PCB) sind ein Gemisch aus 209 Einzelverbindungen (Kongenere) unterschiedlichen Chlorierungsgrades. Sie lassen sich nach ihrem Substitutionsmuster in 2 Gruppen unterteilen. Non-ortho- und mono-ortho-PCB-Kongenere besitzen Ähnlichkeiten mit Dioxinen und werden deshalb als dioxinähnliche PCB (dl-PCB) bezeichnet. Die nicht dioxinähnlichen PCB (ndl-PCB) sind di-ortho-substituiert und weitaus häufiger vorhandenen; der Anteil von ndl-PCB an den gesamten PCB liegt bei etwa 90 %. Die WHO hat 12 ausgewählten dl-PCB-Kongeneren Toxizitätsäquivalentfaktoren (TEF) zugewiesen. Damit lassen sich von einer Probe die Analyseergebnisse sämtlicher toxikologisch relevanter dioxinähnlicher PCB-Kongenere als eine quantifizierbare Einheit (WHO-PCB-TEQ) ausdrücken, die als „Toxizitäts-Äquivalent" bezeichnet wird. Wie bei den Dioxinen erfolgt die Berechnung der TEQ nach dem „upper bound"- und „lower bound"-Verfahren. Dazu und zu den Höchstgehaltsregelungen für PCB in der Verordnung (EG) Nr. 1881/2006 s. unter „Dioxine".

Die ndl-PCB-Kongenere PCB 28, PCB 52, PCB 101, PCB 138, PCB 153 und PCB 180 können häufig in Lebensmitteln tierischer Herkunft nachgewiesen werden. Sie werden auch als Indikator-PCB bezeichnet.

PCB wurden bis in die 1980er Jahre vor allem in Transformatoren, elektrischen Kondensatoren, als Hydraulikflüssigkeit sowie als Weichmacher in Lacken, Dichtungsmassen, Isoliermitteln und Kunststoffen verwendet. Sie zählen mit den polychlorierten Dioxinen und Furanen zu den 12 als „dreckiges Dutzend" bekannten organischen Giftstoffen, deren Herstellung und Gebrauch durch die Stockholmer Konvention eingeschränkt bzw. verboten wurde. Aufgrund ihrer Stabilität sind PCB in der Umwelt ubiquitär verbreitet und werden überwiegend über die Nahrungskette vom tierischen und menschlichen Organismus aufgenommen.

Die akute Toxizität von PCB ist gering, wohingegen eine chronische Toxizität schon bei geringen Konzentrationen festzustellen ist. Einige PCB-Kongenere stehen im Verdacht, krebserzeugend zu sein.

Polycyclische aromatische Kohlenwasserstoffe (PAK)

Polycyclische aromatische Kohlenwasserstoffe (PAK) sind eine Stoffklasse von mehr als 250 organischen Verbindungen, die mehrere kondensierte aromatische Ringe enthalten. Sie entstehen bei der unvollständigen Verbrennung von organischem Material bei Temperaturen im Bereich von 400 °C – 800 °C. Eine Kontamination von Lebensmitteln tritt daher insbesondere dann auf, wenn diese z. B. beim Trocknen oder Räuchern in direkten Kontakt mit den Verbrennungsgasen kommen. Das Gefährdungspotenzial, das von PAK ausgeht, liegt in der krebserzeugenden Eigenschaft vieler polycyclischer aromatischer Kohlenwasserstoffe begründet. Der bekannteste Vertreter dieser Stoffklasse ist Benzo(a)pyren. Es ist stark krebserzeugend und erbgutverändernd und gilt derzeit als Leitsubstanz für polycyclische aromatische Kohlenwasserstoffe. Eine Ausdehnung der Höchstgehaltsregelungen auf 3 weitere Leitsubstanzen (Chrysen, Benz(a)anthracen, Benzo(b)fluoranthen) wird zurzeit in der zuständigen Arbeitsgruppe der EU-Kommission, in der Sachverständige der Mitgliedstaaten vertreten sind, diskutiert.

Quantifizierte Gehalte

Als „quantifizierte Gehalte" werden Konzentrationen von Stoffen bezeichnet, welche über der jeweiligen Bestimmungsgrenze liegen und folglich mit der gewählten analytischen Methode zuverlässig quantitativ bestimmt werden können.

Richtwert („m")

Richtwerte geben eine Orientierung, welche Mikroorganismengehalte in den jeweiligen Lebensmitteln bei Einhaltung einer guten Hygienepraxis akzeptabel sind.

Im Rahmen der betrieblichen Eigenkontrollen zeigt eine Überschreitung des Richtwertes Schwachstellen im Herstellungsprozess und die Notwendigkeit an, die Wirksamkeit der vorbeugenden Maßnahmen zu überprüfen, und Maßnahmen zur Verbesserung der Hygienesituation einzuleiten.

Rückstand

Als „Rückstände" im eigentlichen Sinne werden im Gegensatz zu Kontaminanten die Rückstände von absichtlich zugesetzten bzw. angewendeten Stoffen bezeichnet.

So sind Rückstände von Pflanzenschutzmitteln definiert als: Ein Stoff oder mehrere Stoffe, die in oder auf Pflanzen oder Pflanzenerzeugnissen, essbaren Erzeugnissen tierischer Herkunft oder anderweitig in der Umwelt vorhanden sind und deren Vorhandensein von der Anwendung von Pflanzenschutzmitteln herrührt, einschließlich ihrer Metaboliten und Abbau- oder Reaktionsprodukte.

„Tierarzneimittelrückstände" bezeichnen alle pharmakologisch wirksamen Stoffe, seien es wirksame Bestandteile, Arzneiträger oder Abbauprodukte und ihre Stoffwechselprodukte, die in Nahrungsmitteln auftreten, welche von Tieren gewonnen wurden, denen das betreffende Tierarzneimittel verabreicht wurde.

TDI (Tolerable Daily Intake)

TDI steht für „Tolerable Daily Intake" (duldbare tägliche Aufnahmemenge) und gibt die Menge eines Stoffes an, die ein Mensch ein Leben lang täglich aufnehmen kann, ohne dass nachteilige Wirkungen auf die Gesundheit zu erwarten sind.

Toxizität/toxisch

Giftigkeit/giftig

Warnwert („M")

Warnwerte geben Mikroorganismengehalte an, deren Überschreitung einen Hinweis darauf gibt, dass die Prinzipien einer guten Hygiene- und/oder Herstellungspraxis verletzt wurden. Bei einer Warnwertüberschreitung von pathogenen Mikroorganismen wie Salmonellen und *Listeria monocytogenes* ist eine Gesundheitsgefährdung des Verbrauchers nicht auszuschließen.

Abs.	Absatz
Art.	Artikel
AVV	Allgemeine Verwaltungsvorschrift
BfR	Bundesinstitut für Risikobewertung
BGBl	Bundesgesetzblatt
BMEL	Bundesministerium für Ernährung und Landwirtschaft
BMVg	Bundesministerium der Verteidigung
BVL	Bundesamt für Verbraucherschutz und Lebensmittelsicherheit
BÜp	Bundesweiter Überwachungsplan
BzL	Berichte zur Lebensmittelsicherheit
CVUA	Chemisches und Veterinäruntersuchungsamt
DGHM	Deutsche Gesellschaft für Hygiene und Mikrobiologie
DIN	Deutsches Institut für Normung e. V.
EFSA	Europäische Behörde für Lebensmittelsicherheit (European Food Safety Authority)
EG	Europäische Gemeinschaft
ELISA	Enzyme-linked Immunosorbent Assay
EU	Europäische Union
GHP	Gute Hygienepraxis
HACCP	Gefahrenanalyse kritischer Kontrollpunkte (Hazard Analysis and Critical Control Point)
JVL	Journal für Verbraucherschutz und Lebensmittelsicherheit
k. A.	keine Angabe
KbE	Koloniebildende Einheit
LANUV	Landesamt für Natur, Umwelt und Verbraucherschutz Nordrhein-Westfalen
LAV	Länderarbeitsgemeinschaft Verbraucherschutz
LAVES	Niedersächsisches Landesamt für Verbraucherschutz und Lebensmittelsicherheit
LFGB	Lebensmittel- und Futtermittel-Gesetzbuch
LGL	Bayerisches Landesamt für Gesundheit und Lebensmittelsicherheit
LLBB	Landeslabor Berlin-Brandenburg
LUA	Landesuntersuchungsamt
LVI	Lebensmittel- und Veterinärinstitut
m	Richtwert (DGHM)
M	Warnwert (DGHM)
MHD	Mindesthaltbarkeitsdatum
n	Anzahl (Proben)
n. n.	nicht nachgewiesen
n. u.	nicht untersucht
PAK	polyzyklische aromatische Kohlenwasserstoffe
PCB	Polychorierte Biphenyle (ndl = not dioxin like; dl = dioxin like)
PCDD	Polychlorierte Dibenzo-p-dioxine
PCDF	Polychlorierte Dibenzofurane
PCR	Polymerase-Kettenreaktion (Polymerase Chain Reaction)
RÜb	Rahmenüberwachung
SMG	Spezifischer Migrationsgrenzwert
TDI	Tolerable Daily Intake
TWI	Tolerable Weekly Intake
TLV	Thüringer Landesamt für Verbraucherschutz
VO	Verordnung
ZZulV	Zusatzstoffzulassungsverordnung

Berichte zur Lebensmittelsicherheit 2013, DOI 10.1007/978-3-319-12209-0_10,
© Bundesamt für Verbraucherschutz und Lebensmittelsicherheit (BVL) 2015